小肾癌
CT 诊断与鉴别诊断

主　　编　邹玉坚　许达生

副主编　王　刚　肖利华　李建鹏

其他编者（按姓氏笔画排序）

叶耀江　沈海平　张玉兰　陈智红

袁灼彬　梁满球　彭秋霞　谢　磊

黎玉婷

主编顾问　郭　燕　郑晓林　方学文

主编助理　刘逸俨　付子杰

中国出版集团有限公司

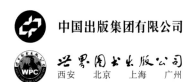
世界图书出版公司
西安　北京　上海　广州

图书在版编目（CIP）数据

小肾癌 CT 诊断与鉴别诊断 / 邹玉坚 , 许达生主编 . —西安：世界图书出版西安有限公司，2024.6
ISBN 978-7-5232-0979-0

Ⅰ. ①小⋯ Ⅱ. ①邹⋯ ②许⋯ Ⅲ. ①肾癌—计算机 X 线扫描体层摄影—诊断学 Ⅳ. ① R737.114

中国国家版本馆 CIP 数据核字（2024）第 003171 号

书 名	小肾癌 CT 诊断与鉴别诊断
	XIAOSHENAI CT ZHENDUAN YU JIANBIE ZHENDUAN
主 编	邹玉坚 许达生
责任编辑	岳姝婷 李 鑫
装帧设计	新纪元文化传播
出版发行	世界图书出版西安有限公司
地 址	西安市雁塔区曲江新区汇新路 355 号
邮 编	710061
电 话	029-87214941 029-87233647（市场营销部）
	029-87234767（总编室）
网 址	http://www.wpcxa.com
邮 箱	xast@wpcxa.com
经 销	新华书店
印 刷	西安雁展印务有限公司
开 本	787mm×1092mm 1/16
印 张	9.5 彩插 4
字 数	210 千字
版次印次	2024 年 6 月第 1 版 2024 年 6 月第 1 次印刷
国际书号	ISBN 978-7-5232-0979-0
定 价	128.00 元

医学投稿 xastyx@163.com ‖ 029-87279745 029-87285296
☆如有印装错误，请寄回本公司更换☆

主编简介 *Editors Introduction*

邹玉坚

主任医师，东莞市人民医院放射科学科带头人。现任广东省医学会放射医学分会常委、感染学组组长，广东省医师协会放射科医师分会常委，广东省医院协会影像专业委员会常委，广东省医学会肿瘤影像与大数据分会常委，广东省抗癌协会肿瘤影像专业委员会常委，广东省胸部疾病学会胸部影像专业委员会副主任委员，广东省辐射防护协会医学辐射防护专业委员会副主任委员，广东省医学会放射防护医学分会委员，广东省肝脏病学会影像诊断专业委员会委员，东莞市医学会放射医学分会主任委员。

许达生

原中山大学附属第一医院放射科主任、医学影像学部主任、医学影像学教研室主任。曾任中华医学会放射学会常委兼腹部学组副组长、广东省医学会放射学分会主任委员、广东省抗癌协会肿瘤影像介入专业委员会名誉主任委员，《中华放射学杂志》副总编辑、《中国 CT 和 MRI 杂志》名誉总编、《影像诊断与介入放射学杂志》总编辑。在《中华放射学杂志》等刊物上发表论文 100 多篇，主编《临床 CT 诊断学》《肝细胞癌临床 CT 诊断》《盆腔疾病 CT 和 MRI 鉴别诊断学》《肾肿瘤临床 CT 诊断》等 7 部专著。

1993 年荣获国务院"突出贡献医学专家"称号并享受国务院政府特殊津贴。1999 年荣获中华医学会放射学分会重大贡献奖，2005 年荣获"柯麟医学奖"，2011 年荣获中山大学卓越服务奖，2017 年荣获广东省医学会百年纪念突出贡献奖，2020 年荣获广东省医师协会放射科分会终身成就奖。

作者名单 *Authors*

主　　编　邹玉坚（东莞市人民医院）

　　　　　许达生（中山大学附属第一医院）

副 主 编　王　刚（东莞市人民医院）

　　　　　肖利华（东莞市人民医院）

　　　　　李建鹏（东莞市人民医院）

其他编者（按姓氏笔画排序）

　　　　　叶耀江（东莞市人民医院）

　　　　　沈海平（东莞市人民医院）

　　　　　张玉兰（东莞市人民医院）

　　　　　陈智红（东莞市人民医院）

　　　　　袁灼彬（东莞市人民医院）

　　　　　梁满球（东莞市人民医院）

　　　　　彭秋霞（东莞市人民医院）

　　　　　谢　磊（东莞市人民医院）

　　　　　黎玉婷（东莞市人民医院）

主编顾问　郭　燕（中山大学附属第一医院）

　　　　　郑晓林（东莞市人民医院）

　　　　　方学文（东莞市人民医院）

主编助理　刘逸俨（中山大学附属第一医院）

　　　　　付子杰（东莞市人民医院）

前　言 *Preface*

　　广东省东莞市人民医院和中山大学附属第一医院放射科，在长期临床实践工作中积累了大量肾肿瘤病变的 CT 资料。为了加强东莞市人民医院的学科建设，更好地为振兴农村工作服务，我与东莞市医学会放射学分会主任委员、东莞市人民医院放射科学科带头人邹玉坚主任医师一起，以世界卫生组织（WHO）2016 年的泌尿系肿瘤分类为依据，并参考了 WHO 最新的 2022 年第 5 版泌尿系肿瘤分类中与本书相关的内容，带领高级职称医师，编写了《小肾癌 CT 诊断与鉴别诊断》一书。

　　编写本书的思路是：①任何肿瘤始发时都是最小的，因此写小肾癌就应该寻找小肾癌始发的部位、形态和始发后增长演变的动态病理变化，以及与动态病理变化相对应的 CT 表现。②小肾癌组织细胞类型复杂，临床上见到的主要是肾透明细胞癌、乳头状肾细胞癌、肾嫌色细胞癌及肾集合管癌，其中以肾透明细胞癌最为常见。由于肿瘤始发后的进展离不开血供，因此，探讨不同细胞类型小肾癌血供是否存在差别及其 CT 表现也很必要。③始发后增长演变的小肾癌，在不同时段表现出的多种不同 CT 征象，需要与其他肾肿瘤及肿瘤样病变进行鉴别。

　　编写开始时我们首先查阅了大量肾脏正常解剖组织学、不同细胞类型肾癌始发部位和始发后增长演变的动态病理变化资料，并在此基础上探索与动态病理变化相对应的 CT 征象。同时，我们还对需要与小肾癌进行鉴别诊断的其他肾肿瘤及肿瘤样病变的病理和 CT 表现进行了探讨。为了加深读者对小肾癌及需要进行鉴别诊断的疾病相应的 CT 表现的理解，本书中每一种病变都附有病例 CT 图片，并力求展现不同病变时段的 CT 图片，使小肾癌的 CT 诊断与鉴别诊断更加直观。

　　在本书的编写过程中，我们得到了众多专家和同道的尽心指导和无私帮助，包括中山大学孙逸仙纪念医院的沈君、李勇、吴卓、王东烨医生，中山大学附属第三医院的王劲、任杰医生，中山大学肿瘤防治中心的伍尧泮、沈静娴、周健、赵静医生，南方医院的陈曌医生，珠江医院的全显跃医生，广东省中医院的刘波医生，广东省第二人民医院的江桂华、林楚岚医生，广东药科大学附属第一医院的马立恒医生，中山大学附属第五医院的陈铭医生，佛山市第一人民医院的潘爱珍医生，深圳市人民医院的彭东红医生，深圳市北大医院的戴群瑶医生等。在此，深表感谢！

本书既可供影像专业医生在临床实践中进行交流学习，也可作为临床相关科室的实用案头参考书。但由于本书大部分病例的 CT 表现是结合手术病理结果的回顾性分析，只有部分病例进行了前瞻性 CT 征象与病理标本的对照研究。因此，难免欠缺全面性或有所遗漏，敬请读者批评指正。

许达生

中山大学附属第一医院

目 录 Contents

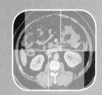

第1章

小肾癌 CT 检查方法

肾癌是肾脏最常见的原发性恶性肿瘤，本书将癌灶最大径小于或等于 3 cm 的肾癌定义为小肾癌。小肾癌多数位于肾皮质区，少数位于肾髓质区，肿瘤可形成结节，多有完整包膜，血供可多可少，瘤内少有灶状坏死。鉴于小肾癌上述生物学特性，CT 检查也有具体的要求。

第1节　检查前准备和检查后的安全管理

一、检查前准备

1. 设备的准备

（1）确保 CT 设备性能处于正常安全状态。

（2）确保高压注射器及急救器械处于完好待用状态。

（3）确保所配备常规急救药品处于有效期内。

2. 受检者的准备

（1）受检者于检查当日应禁食 4 h 以上，无需禁水。

（2）去除被检部位可能会影响诊断图像质量的衣物，必要时更换检查专用的衣服。

（3）对于烦躁不安或者不能合作的受检者，与其主管医生沟通后给予镇静。

（4）通过医护人员与受检者的有效沟通，使受检者了解整个检查过程，消除其紧张情绪，以更好地配合检查。

（5）检查前受检者需饮水 300~500 mL，做好检查前的水化工作。

3. 操作者的准备

（1）熟悉扫描部位的解剖位置，掌握基本的影像诊断知识。

（2）熟练掌握机器的性能和操作方法。

（3）向受检者详细讲解扫描过程，并耐心解答受检者所提的相关问题。

（4）做好受检者的查对工作。

（5）根据受检者的具体情况，合理地选择个性化扫描方案。

（6）熟练掌握心肺复苏术的操作，在受检者遇到突发状况时能及时参与抢救工作。

二、检查后的安全管理

（1）检查后密切观察患者的生命体征情况，询问患者是否有不适感。

（2）保留静脉通道，如无任何异常，检查完 30 min 后解除观察。同时，嘱患者离开后如发生任何不适，立即就医或告知医生。

（3）在允许的情况下，检查完后让患者尽量多喝水，做好检查后的水化工作。

第 2 节　CT 平扫

CT 平扫也称非增强扫描，具体步骤为：

（1）扫描体位：受检者仰卧于检查床，头先进，双手上举置于头顶。人体位于检查床中央，身体正中线与检查床中线重合，正中矢状面垂直于检查床，腋中线位于扫描孔中心高度（图 1.2.1）。

（2）做好双眼（晶状体）、甲状腺及生殖系统等对射线敏感部位的防护（图 1.2.2）。

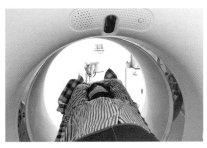

图 1.2.1　CT 扫描体位

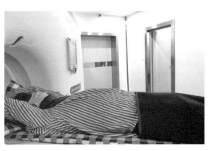

图 1.2.2　CT 扫描防护

（3）呼吸训练：指导患者深吸一口气，然后憋气（憋气时间 6~8 s），然后再呼气。叮嘱患者检查时听从语音指令，按指令完成吸气、憋气、呼气动作，每次呼吸频率要保持一致。

（4）定位像：采用正位定位像，用于确定扫描基线和扫描范围。

（5）扫描参数设置：扫描方式采用螺旋扫描，螺距为 0.6~0.9，机架旋转速度为 0.5 秒 / 周，根据机型选择不同探测器组合（如 16 mm × 1.500 mm，32 mm × 1.200 mm，64 mm × 0.625 mm，128 mm × 0.625 mm，196 mm × 0.600 mm，320 mm × 0.500 mm），管电压为 100~120 kV，有效管电流为 200~250 mA（也可采用自动管电流调制技术），层厚为 5 mm，重建层间距为 5 mm，Fov 为（150~200）mm ×（150~200）mm，矩阵为 512 mm × 512 mm，采用标准或软组织重建算法。扫描范围上界包括肾上腺，下界包括肾下极。

（6）图像要求：窗宽为 250~300 HU，窗位为 40~50 HU。除了常规层厚 5 mm（图 1.2.3），同时重建薄层图像，层厚 1~2 mm（图 1.2.4）。

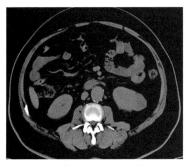

图 1.2.3　常规图象，层厚 5 mm

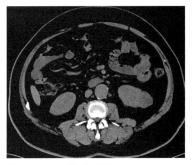

图 1.2.4　薄层图像，层厚 2 mm

第3节　CT动态增强扫描

平扫后行增强扫描，具体步骤如下：

（1）对比剂注射前的准备：将对比剂加热至37℃，严格按照无菌技术经肘静脉放置留置针，嘱患者呼吸幅度与平扫时保持一致。

（2）对比剂注射要求：使用非离子型碘对比剂，碘浓度为300~320 mg/mL，用量为1.3~1.5 mL/kg（体重），注射流率为3.0~3.5 mL/s，同时准备30 mL生理盐水冲管。

（3）对比剂注射：行双肾皮质期、实质期和肾盂期增强扫描，可以采取经验法，一般皮质期延迟25~30 s，实质期延迟70~80 s，肾盂期延迟3~5 min。也可以采取实时血流监测法，选择腹腔干作为感兴趣区，注射对比剂10 s后，连续曝光实时观察感兴趣区对比剂CT值的上升情况，当CT值达预定值（150 HU）后，自动或手动触发扫描。

（4）增强扫描的范围、扫描参数均与平扫相同。

（5）图像要求：在各期，适当调节相应的窗宽、窗位，使肾癌内部结构特征（强化结节）充分显示在图像中（图1.3.1）。同时做冠状位、矢状位多平面重建（multi-planar reformation, MPR）（图1.3.2）。应用扫描所得的三维数据重建最大密度投影（maximum intensity projection, MIP），以显示肾及小肾癌的供血动脉和引流静脉等（图1.3.3）。

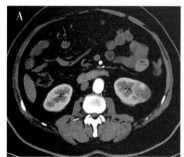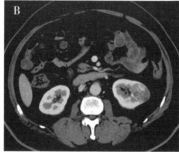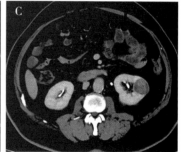

图 1.3.1　A. 皮质期。B. 实质期。C. 肾盂期

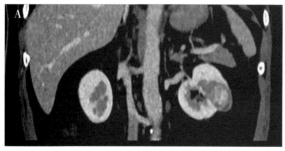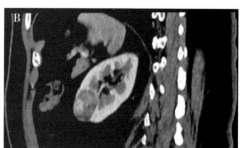

图 1.3.2　A. 冠状位多平面重建。B. 矢状位多平面重建

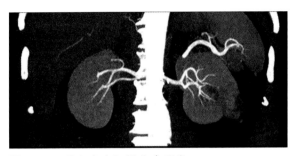

图 1.3.3 最大密度投影重建图像

拓展阅读

[1] 中华医学会影像技术分会，中华医学会放射学分会. CT 检查技术专家共识 [J]. 中华放射学杂志，2016，50（12）：916–929.

（张玉兰）

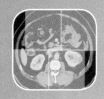

第 2 章

小肾癌 CT 诊断相关的解剖与病理改变

　　肾癌的组织细胞分类复杂，临床见到的主要是肾透明细胞癌、乳头状肾细胞癌、肾嫌色细胞癌和肾集合管癌。按世界卫生组织（World Health Organization, WHO）公布的各种肾细胞癌可能的组织发生（表2.1），以上4种肾癌中肾透明细胞癌主要始于肾皮质近曲小管；乳头状肾细胞癌主要始发于肾皮质近曲小管或远曲小管；嫌色细胞癌始发于集合管；集合管癌主要始发于肾髓质的远端集合管（又称髓质集合小管或 Bellini 管）。

表 2.1　各种肾细胞癌可能的组织发生

肿瘤类型	发生部位	起源细胞
肾透明细胞癌（常见）	肾皮质外层	近曲小管
乳头状肾细胞癌（少见）	肾皮质外层	远曲小管或近曲小管
肾嫌色细胞癌（少见）	肾皮质 / 髓质	集合管
集合管癌（罕见）	肾髓质	髓质集合小管
未分类肾细胞癌（罕见）	肾皮质 / 肾髓质	泌尿小管上皮细胞

　　肾脏为成对的实质性器官，外形近似蚕豆状，左右各一，分别位于脊柱两侧。肾实质又分为皮质和髓质：肾皮质主要位于肾实质的浅层，里面整齐地排列着100万~200万个肾单位；肾髓质位于肾实质深部，由 15~20 个肾锥体构成。

　　解剖学：肾是由许多泌尿小管和少量肾间质（即少量结缔组织、血管和神经等）所组成（图2.1），泌尿小管是形成尿液的上皮小管。泌尿小管由位于肾皮质内的浅表肾单位和髓旁肾单位，以及连接它们的弓形集合小管组成。浅表肾单位分布于肾皮质外层，约占肾单位总数的80%~90%，是肾单位的主体；而髓旁肾单

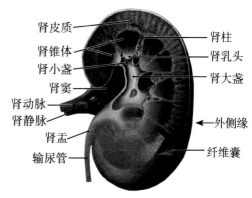

图 2.1　肾解剖示意图 [1]

肾皮质　　肾柱
肾锥体　　肾乳头
肾小盏　　肾大盏
肾窦
肾动脉
肾静脉　　外侧缘
肾盂
输尿管　　纤维囊

5

位则分布于肾皮质内层，只占肾单位总数的 10%~20%。

组织学：肾单位分别由肾小体和肾小管组成。

（1）肾小体由血管球和包绕血管球的肾小囊两部分构成（图 2.2）。血管球由入球微动脉—毛细血管袢—出球微动脉形成，其中出球微动脉是肾实质内肾小管的主要供血动脉。包绕血管球的肾小囊则与近端小管曲部连通。

（2）肾小管迂回曲折走行于肾皮质和肾髓质内，分为近端小管、细段和远端小管 3 部分：①近端小管包括与肾小囊连接的近端小管曲部和向下直行的近端小管直部；②细段是近端小管直部的延伸，在髓质内向皮质方向返回并连接远端小管直部；③远端小管包括延接返回细段的远端小管

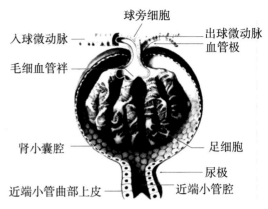

图 2.2　肾小体模式图 [2]

直部和远端小管曲部（图 2.3）。远端小管曲部再连接到弓形集合小管。

集合管是连接远端肾小管之间的管道，按其所处肾实质部位分为皮质集合管、外髓部集合管和内髓部集合管 3 部分，由数个肾单位的远端肾小管汇集而成，不属于

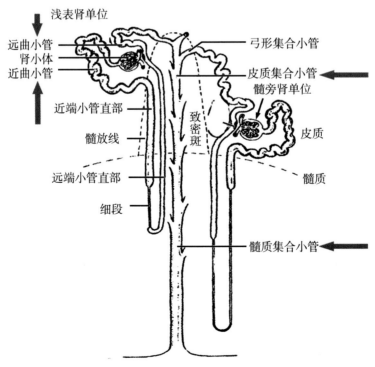

图 2.3　肾单位结构示意图 [2]

肾单位组成部分，其结构由主细胞（亮细胞）和闰细胞（暗细胞）两种立方上皮细胞组成。

总之，从解剖结构的分布看，肾皮质中主要有肾小球、近曲小管和远端肾小管；髓质中主要有髓袢和集合管。肾小管的组织学形态提示：①位于肾皮质内的近端小管曲部和远端小管曲部，其形态都是迂回曲折形；②位于肾皮质深部的近端小管直部和远端小管直部，其形态都是直线形。这些形态有利于始发期小肾癌，尤其是肾透明细胞小肾癌 CT 形态的分析（详见第 3 章第 1 节）。由于近曲小管连接于浅表肾单位，而浅表肾单位占肾单位总数的80%~90%，肾单位多意味着构成浅表肾单位的入球微动脉—毛细血管袢—出球微动脉的血循环也多。因此，始发于肾皮质近曲小管的肾癌将获得丰富血供而成为多血供肾肿瘤。而与远曲小管连通的髓旁肾单位只占肾单位总数的10%~20%，肾单位少意味着构成髓旁肾单位的入球微动脉—毛细血管袢—出球微动脉的血循环也少。因此，始发于远曲小管、集合管或髓旁肾单位（只占肾单位总数的10%~20%）的肾癌，因远离血供丰富的浅表肾单位，获得的血供偏少而成为少血供的肾肿瘤。这种由组织结构不同所引起的血供差异，有利于 CT 诊断征象的分析（详见第 3 章）。

参考文献

[1] 郭光文，王序.人体解剖彩色图谱.第 2 版 [M].北京：人民卫生出版社，2008.

[2] 夏同礼.现代泌尿病理学 [M].北京：人民卫生出版社，2002.

（肖利华）

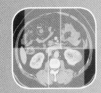

第 3 章
小肾癌 CT 诊断

肾癌的组织细胞分类复杂，临床常见的主要 4 种类型是：肾透明细胞癌（75%）、乳头状肾细胞癌（10%）、嫌色细胞癌（5%）和集合管癌（1%）。本书将癌灶最大径小于或等于 3 cm 的肾癌称为小肾癌。编者认为 CT 诊断不同类型小肾癌时，主要根据下述两项进行综合分析：

（1）任何肿瘤始发时都是最小的。既然 CT 诊断的是小的肾癌，就必须探讨上述 4 种类型小肾癌始发时的状态，即始发部位及其与 CT 相关的表现。按 2016 年世界卫生组织（WHO）公布的各种肾细胞癌组织发生（见第 2 章表 2.1），以上这 4 种肾癌中肾透明细胞癌和乳头状肾细胞癌始发于肾皮质；集合管癌始发于肾髓质；嫌色细胞癌既可以始发于肾皮质，也可始发于肾髓质。临床实践证明以上这 4 种肾癌因始发部位不同，其对应的 CT 表现也不一样。

（2）小肾癌的发生和进展都依靠肾动脉血供。临床上应用的 CT 动态增强扫描是分析肿瘤血供的重要方法。

肾脏由肾动脉供血。由于有丰富肾动脉血供的肾小球都位于肾皮质（见第 2 章），使肾皮质成为肾脏血供最丰富的部位，在 CT 动态增强扫描皮质期图像上，肾皮质强化密度明显高于肾髓质（图 3.1B）。因此，我们对 CT 动态增强扫描皮质期的肾癌强化程度与肾皮质和髓质强化程度进行了比较，依据血供将肾癌分为 3 类：①多血供肾癌，指增强扫描的皮质期，癌灶强化密度高于

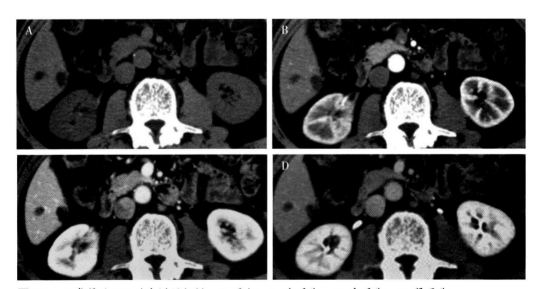

图 3.1 正常肾脏 CT 动态增强扫描。A. 平扫。B. 皮质期。C. 实质期。D. 肾盂期

正常肾髓质直至等于或高于肾皮质的强化密度;②少血供肾癌,指增强扫描的皮质期,癌灶强化密度等于或低于正常肾髓质的强化密度;③囊性肾癌,指增强扫描的皮质期、实质期和肾盂期,癌灶边缘虽有不同程度强化,但癌灶中央出现了较大范围的低密度缺血坏死或囊性区。

第 1 节　肾透明细胞小肾癌 CT 诊断

肾透明细胞癌(clear cell renal cell carcinoma, ccRCC)是肾细胞癌最常见的组织学亚型,约占 75%,起源于近曲小管上皮细胞[1-2]。大多数发生在 40 岁以上的成年人,95% 的肾透明细胞癌是散发性,其余 5% 与遗传综合征 [希佩尔 – 林道病(von Hippel-Lindau disease)、结节性硬化症] 有关。

病理上肾透明细胞癌常表现为实性圆形肿物,细胞中含有丰富的脂质,切面淡黄色或灰白色,小的肿瘤少见灶性坏死,增大或生长较快的肿瘤则常有出血和坏死,坏死灶多为凝固性坏死病变。肿瘤增大可压迫周围肾组织,出现由被压缩肾组织所形成的假包膜。镜下肿瘤细胞体积较大,具有丰富的嗜酸性胞质,有薄壁血管构成网状间隔。低分化的肾透明细胞癌内可见肉瘤样成分,呈现梭形细胞和瘤巨细胞的组织像。高分化肾透明细胞癌的瘤细胞呈实体巢状排列,部分呈管状、腺泡状和乳头状排列;细胞体积大,呈立方形,圆形或柱形;胞质内含大量脂质,呈透明状;间质有丰富的毛细血管并可伴有出血(图 3.1.1)。

按 2016 年 WHO 公布的各种肾细胞癌可能的组织发生的意见,肾透明细胞小肾癌始发于肾皮质外层的近曲小管。由于与近曲小管连通的浅表肾单位占肾单位总数

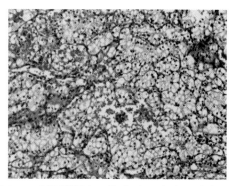

图 3.1.1(见彩插）　肾透明细胞癌,肿瘤细胞排列呈泡巢状或腺泡状,有纤细的毛细血管网。细胞核小,核仁不明显(低级别核);胞质丰富、透亮;细胞核大,核仁明显(高级别核),胞质丰富、嗜酸

的 80%~90%,肾单位多意味着构成浅表肾单位的入球微动脉—毛细血管袢—出球微动脉的血循环也多。因此,始发于肾皮质近曲小管的肾透明细胞癌大多数是多血供肾癌(见第 2 章),这也是 CT 动态增强皮质期肾透明细胞癌强化密度高("快进")的原因。

临床上多血供肾透明细胞小肾癌典型的 CT 表现为平扫等密度或结节状稍高 / 稍低密度病变。动态增强皮质期病变多呈全瘤结节状或多个小结节状强化,强化密度从高于肾髓质至等于或高于肾皮质的强化密度(图 3.1.2)。实质期或(和)肾盂期肿瘤强化密度降低至低于肾实质("快出"),呈现所谓"快进快出"的动态强化特征(图 3.1.3~ 图 3.1.5)。

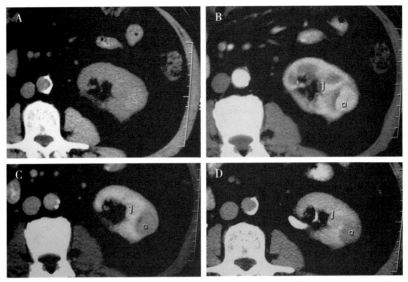

图 3.1.2　全瘤结节状强化，皮质期肿瘤强化密度高于肾皮质的强化密度。
A. 平扫。B. 皮质期。C. 实质期。D. 肾盂期

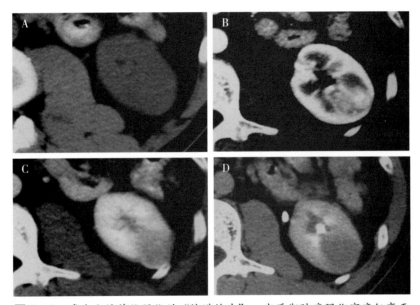

图 3.1.3　多个小结节状强化的"快进快出"，皮质期肿瘤强化密度仅高于
肾髓质，未达到等于或高于肾皮质的强化密度。A. 平扫。B. 皮质期。C. 实质期。
D. 肾盂期

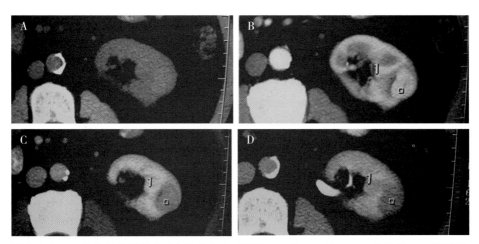

图 3.1.4 全瘤结节状强化（"快进快出"，同图 3.1.2）。A. 平扫。B. 皮质期。C. 实质期。D. 肾盂期

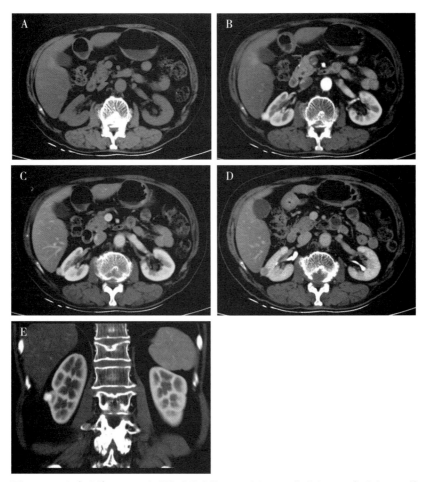

图 3.1.5 全瘤结节状强化的"快进快出"。A. 平扫。B. 皮质期。C. 实质期。D. 肾盂期。E. 冠状位重建

　　但是，临床中不同肾透明细胞小肾癌患者，动态增强的肾皮质期肿瘤会出现多种不同形态的强化表现，强化密度从高于肾髓质至等于或高于肾皮质的强化密度（图 3.1.6~ 图 3.1.13 ）。

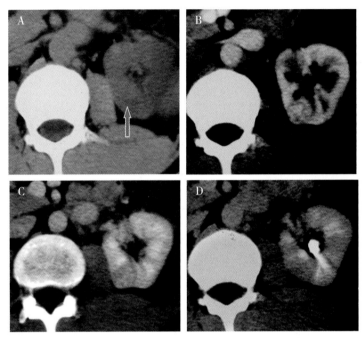

图 3.1.6 迂回曲折线条样强化。A. 平扫。B. 皮质期。C. 实质期。D. 肾盂期

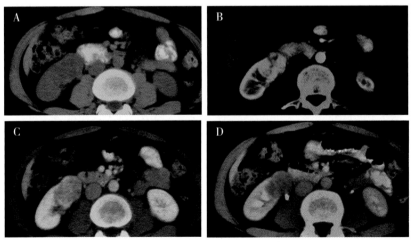

图 3.1.7 迂回曲折线条样、直线样和小结节状强化并存。A. 平扫。B. 皮质期。C. 实质期。D. 肾盂期

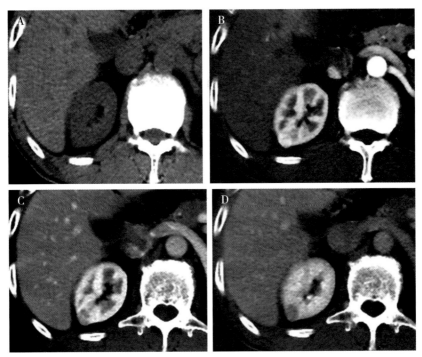

图 3.1.8　迂回曲折线条样强化。A. 平扫。B. 皮质期。C. 实质期。D. 肾盂期

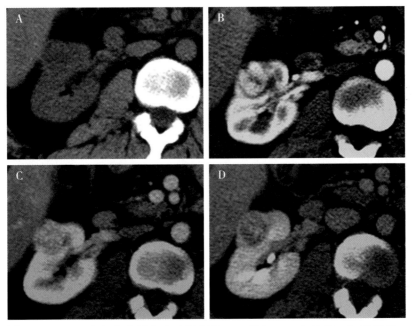

图 3.1.9　迂回曲折线条样和直线样强化。A. 平扫。B. 皮质期。C. 实质期。D. 肾盂期

以上情况令笔者再次想起谢志光教授关于"放射影像是活的病理"的教导。活的病理就是动态变化的病理。因此，动态变化的病理就会有相对应的动态变化影像表现。肾透明细胞小肾癌在皮质期出现不同形态的强化表现，是否也由动态变化病理所引起？为了解答这个疑问，笔者从肾透明细胞小肾癌始发的组织学基础入手，分析了肾透明细胞小肾癌始发后的动态病理变化与不同影像表现的对应关系。

如上所述，肾透明细胞小肾癌始发于肾皮质内近端小管的曲部（即近曲小管）。近端小管是多血供肾癌的始发区，位于肾皮质内，直径 50~60 μm、长约 14 mm，分为两段，即与肾小囊相连且盘曲走行于肾皮质的近端小管曲部和位于肾皮质深部直行向下的近端小管直部（图 3.1.14）。

肾小管的组织学形态提示：①位于肾皮质内的近端小管曲部，其形态是迂回曲折形。②位于肾皮质深部的近端小管直部，其形态是直线形。

应用以上肾小管组织学形态的提示来分析多血供肾透明细胞小肾癌的始发和演变，就可发现始发于肾皮质内局部多个近端小管曲部的多血供肾透明细胞小肾癌，随着多血供使癌组织不断增长，引起局部多个迂回曲折的近端小管曲部增粗，其形态与 CT 图像上显示的肾皮质期出现的多个迂回曲折的线条样强化相对应（图 3.1.6~ 图 3.1.11）。而多血供癌组织若继续增长，则可向近端小管直部扩展，其形态与 CT 图像上显示的肾皮质期出现的直线样强化相对应（图 3.1.7，图 3.1.9，图 3.1.11）。如果以上近端小管内癌组织再继续发展，肿瘤将突破肾小管的管壁向外生长形成小癌结节，其形态与 CT 图像上显示的肾皮质期出现小结节状强化相对应，多个小结节融合将导致全瘤结节状强化（图 3.1.2，图 3.1.4，图 3.1.5）。上述的对应关系说明，肾皮质内迂回曲折的近端小管曲部和直部的组织学形态，可能是形成肾透明细胞小肾癌 CT 增强肾皮质期癌灶强化形态多样化的病理基础。

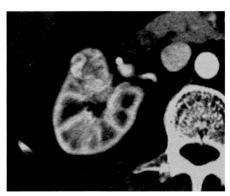

图 3.1.10　例 1 皮质期：迂回曲折线条样强化为主要表现

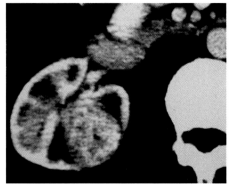

图 3.1.11　例 2 皮质期：迂回曲折线条样并直线样强化

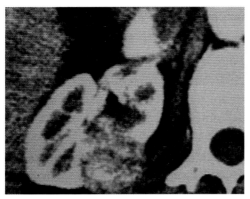

图 3.1.12　例 3 皮质期：小结节状强化

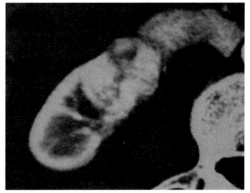

图 3.1.13　例 4 皮质期：多种强化形态

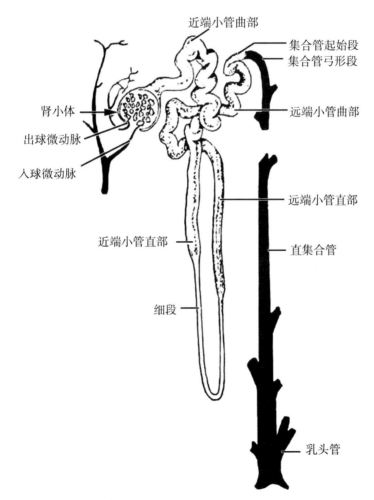

图 3.1.14　示意图

多血供肾透明细胞小肾癌，增强扫描呈"快进快出"的动态强化特征，皮质期，癌灶强化形态呈多样化表现，可见迂回曲折线条样强化和（或）直线样强化、小结节状强化、全瘤结节状强化，也可以多种表现共存（图 3.1.15~ 图 3.1.23）。

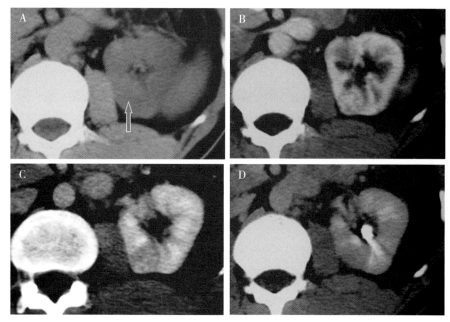

图 3.1.15　迂回曲折线条样强化。A. 平扫。B. 皮质期。C. 实质期。D. 肾盂期

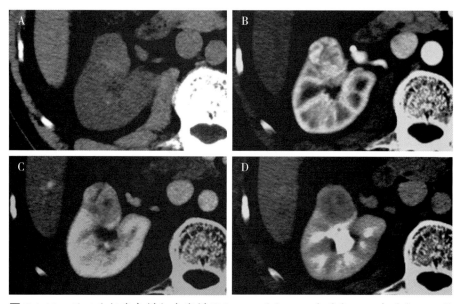

图 3.1.16　迂回曲折线条样与直线样强化。A. 平扫。B. 皮质期。C. 实质期。D. 肾盂期

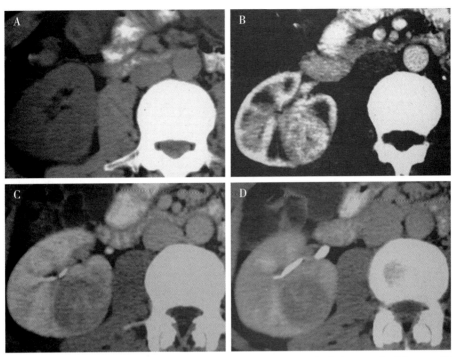

图 3.1.17 迂回曲折线条样与直线样强化。A. 平扫。B. 皮质期。C. 实质期。D. 肾盂期

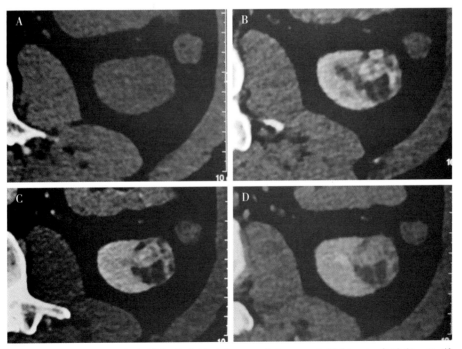

图 3.1.18 迂回曲折线条样与直线样强化。A. 平扫。B. 皮质期。C. 实质期。D. 肾盂期

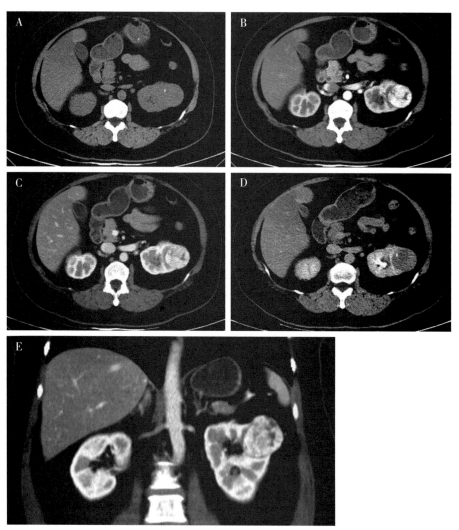

图 3.1.19 CT 增强扫描肾皮质期，癌灶强化形态呈多样化表现，可见迂回曲折线条样强化和（或）直线条样强化、小结节状强化、全瘤结节状强化，也可以多种表现共存。A. 平扫。B. 皮质期。C. 实质期。D. 肾盂期。E. 冠状位重建

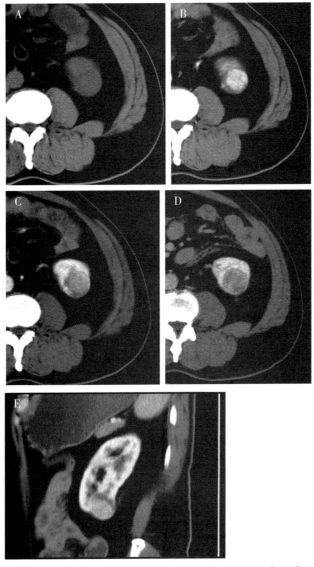

图 3.1.20 CT 增强扫描肾皮质期,癌灶强化形态呈多样化表现,可见迂回曲折线条样强化和(或)直线条样强化、小结节状强化、全瘤结节状强化,也可以多种表现共存。A. 平扫。B. 皮质期。C. 实质期。D. 肾盂期。E. 矢状位重建

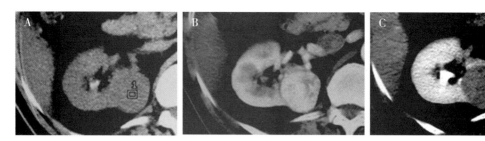

图 3.1.21 CT 增强扫描肾皮质期，癌灶强化形态呈多样化表现，可见迂回曲折线条样强化和（或）直线条样强化、小结节状强化、全瘤结节状强化，也可以多种表现共存。A. 平扫。B. 皮质期。C. 肾盂期

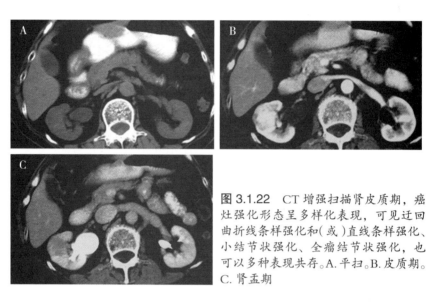

图 3.1.22 CT 增强扫描肾皮质期，癌灶强化形态呈多样化表现，可见迂回曲折线条样强化和(或)直线条样强化、小结节状强化、全瘤结节状强化，也可以多种表现共存。A. 平扫。B. 皮质期。C. 肾盂期

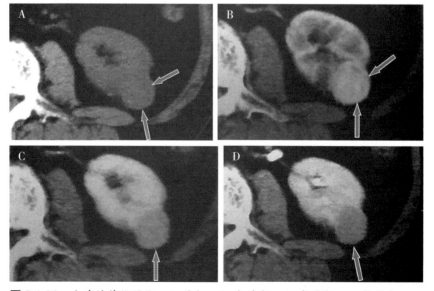

图 3.1.23 全瘤结节状强化。A. 平扫。B. 皮质期。C. 实质期。D. 肾盂期

必须指出，肾透明细胞小肾癌在 CT 平扫上大多数表现为等密度或结节状稍高密度病变。如果 CT 平扫显示瘤灶密度偏低或有钙化 [病理上癌灶内多有纤维组织或（和）瘢痕组织增生、钙化]，动态增强的皮质期瘤灶强化密度就多高于肾髓质，而难以达到等于肾皮质的强化密度。但病灶仍保持其迂回曲折线条样强化或（和）结节状强化，并且呈"快进快出"的动态强化特征（图 3.1.24~ 图 3.1.26）。

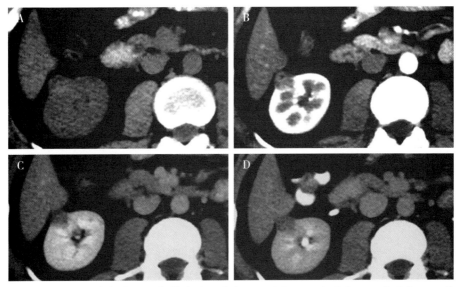

图 3.1.24 例 1 手术病理证实肾透明细胞癌。A. 平扫。B. 皮质期。C. 实质期。D. 肾盂期

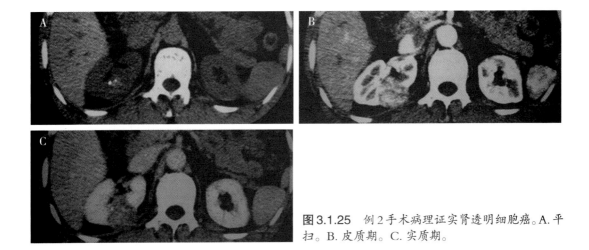

图 3.1.25 例 2 手术病理证实肾透明细胞癌。A. 平扫。B. 皮质期。C. 实质期。

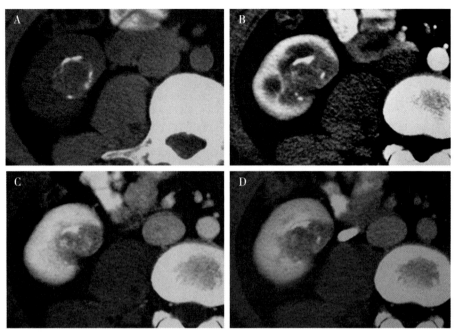

图 3.1.26 例 3 手术病理证实肾透明细胞癌。实质期和肾盂期肿瘤直线样强化密度降低至低于肾实质。A. 平扫。B. 皮质期。C. 实质期。D. 肾盂期

第 2 节　乳头状小肾细胞癌 CT 诊断

乳头状肾细胞癌（papillary renal cell carcinoma，pRCC），又称嗜色性肾细胞癌，是第二常见的肾细胞癌病理亚型，国外文献报道其约占肾细胞癌的 10%~15%[3]。与肾透明细胞癌相比，乳头状肾细胞癌的男性患者多于女性，据报道，男女比例约为（1.5~2）：1[4]。乳头状肾细胞癌除了与肾细胞癌相关的危险因素（包括吸烟、高血压、肥胖、性别及家族史）有关外，还与肾功能

不全的不同阶段有密切关联，特别是肾功能不全终末期和获得性囊性疾病患者好发。

病理上乳头状肾细胞癌可发生于肾皮质的近曲小管或远曲小管（表 3.2.1），累及双侧肾脏和多中心性者相对多见。Delahunt B 等 [5] 于 1997 年首先根据形态学和免疫组织化学特征将乳头状肾细胞癌分为两个亚型：Ⅰ型，肿瘤由具有纤维血管轴心的乳头组成，乳头表面被覆单层立方

表 3.2.1　各种肾细胞癌可能的组织发生

肿瘤类型	发生部位	起源细胞
肾透明细胞癌（常见）	肾皮质外层	近曲小管
乳头状肾细胞癌（少见）	肾皮质外层	远曲小管或近曲小管
肾嫌色细胞癌（少见）	肾皮质 / 髓质	集合管
集合管癌（罕见）	肾髓质	髓质集合小管
未分类肾细胞癌（罕见）	肾皮质 / 肾髓质	泌尿小管上皮细胞

或柱状上皮细胞，细胞质极少，核小卵圆，核仁细微，其特征为砂粒体出现和泡沫巨噬细胞浸润，免疫组织化学角蛋白 7 和 MUCI 呈阳性，预后优于肾透明细胞癌（图 3.2.1A）；Ⅱ型，乳头表面被覆假复层上皮细胞，肿瘤细胞体积大，胞质丰富、嗜酸性，大球形核和突出的核仁（图 3.2.1B）。然而，这两种类型的乳头状肾细胞癌经常无法轻易区分，20%~30% 的乳头状肾细胞癌可以在癌灶的不同区域同时包含Ⅰ型和Ⅱ型成分，一些乳头状肾细胞癌已被确认含有乳头细胞和透明细胞成分，最近被归类为透明细胞乳头状肾细胞癌[6]。因此，WHO 2022 年第 5 版泌尿系肿瘤分类中对于此种分型的

应用提出了与前不同的建议。Ⅱ型乳头状肾细胞癌的瘤周假包膜更为多见，结缔组织增生反应明显，肿瘤内有更多凝固性坏死。

乳头状小肾细胞癌 CT 平扫多表现为等或稍低密度，偏大的可呈混合密度，有的可见点状钙化。由于乳头状肾细胞癌既可始发于近曲小管（与血供丰富的浅表肾单位连通），也可始发于远曲小管（偏离血供丰富的浅表肾单位）（图 3.2.2）。因此，乳头状肾细胞癌 CT 动态增强皮质期既可显示为多血供，也可表现为少血供。临床上的确可见到 CT 动态增强既可显示为多血供（图 3.2.3），也可表现为少血供的乳头状肾细胞癌（图 3.2.4，图 3.2.5）。

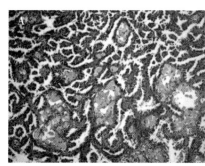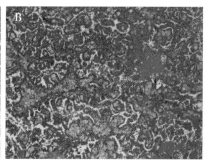

图 3.2.1（见彩插） 病理图片。A. 乳头状肾细胞癌Ⅰ型。B. 乳头状肾细胞癌Ⅱ型

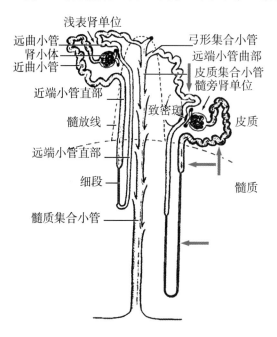

图 3.2.2 示意图

因此，乳头状肾细胞癌动态增强的皮质期既可呈现强化密度高于肾髓质至等于肾皮质的高密度强化，也可表现为强化密度等于或低于肾髓质的强化密度。癌灶从皮质期—实质期—肾盂期呈持续性强化，肾盂期强化密度未降低或出现延迟强化（CT值比皮质期增加约 10 个单位或以上），有的可见包膜征（病理报道瘤周假包膜更多见于Ⅱ型乳头状肾细胞癌[3]）（图 3.2.5，图 3.2.6）。乳头状小肾细胞癌动态增强皮质期高密度强化的表现，应与肾透明细胞小肾癌进行鉴别，鉴别要点是前者无肾透明细胞小肾癌"快进快出"的动态强化特征，且肾盂期密度不降低或出现延迟强化（图 3.2.7）。

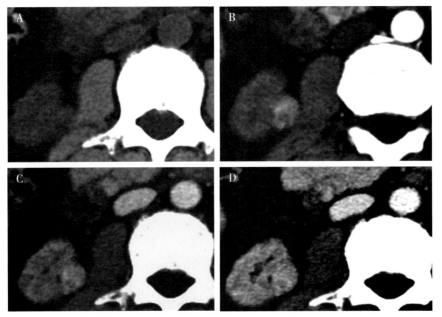

图 3.2.3 手术病理证实乳头状肾细胞癌。A. 平扫。B. 皮质期。C. 实质期。D. 肾盂期

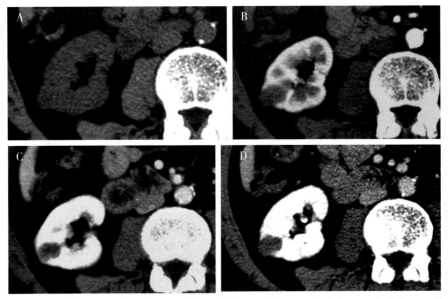

图 3.2.4 手术病理证实右肾乳头状肾细胞癌。A. 平扫。B. 皮质期。C. 实质期。D. 肾盂期

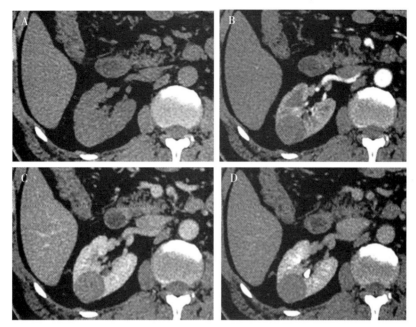

图 3.2.5 手术病理证实右肾乳头状肾细胞癌Ⅱ型，核级 2 级。A. 平扫。B. 皮质期。C. 实质期。D. 肾盂期

56 岁，男性患者。右肾皮质低强化结节，手术病理证实乳头状肾细胞癌（Ⅱ型），ISUP 分级：2 级。病理上瘤周假包膜多见于Ⅱ型（图 3.2.6）。

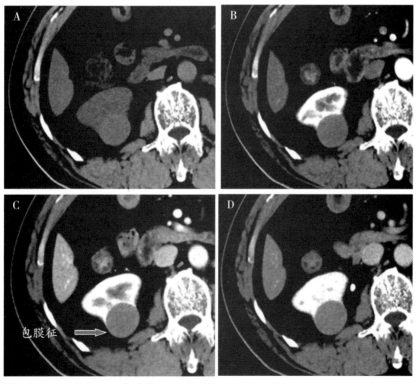

包膜征

图 3.2.6 A. 平扫。B. 皮质期。C. 实质期。D. 肾盂期

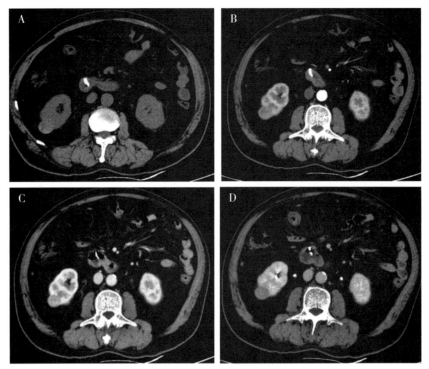

图 3.2.7 CT 动态增强皮质期至实质期病灶呈持续性强化，肾盂期延迟强化，手术病理证实乳头状肾细胞癌。A. 平扫（45 HU）。B. 皮质期（67 HU）。C. 实质期（107 HU）。D. 肾盂期（113 HU）

乳头状小肾细胞癌动态增强扫描显示皮质期—实质期—肾盂期病灶呈持续性轻至中度强化，肾盂期强化密度未降低或出现延迟强化（图 3.2.8~ 图 3.2.12）。

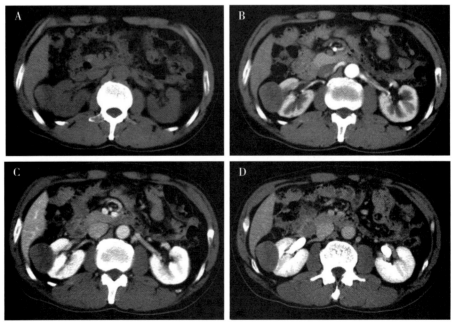

图 3.2.8 手术病理证实乳头状肾细胞癌。A. 平扫（32 HU）。B. 皮质期（32 HU）。C. 实质期（47 HU）。D. 肾盂期（54 HU）

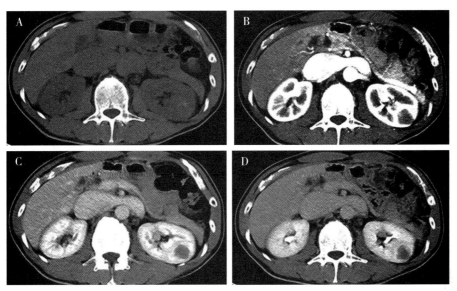

图3.2.9 手术病理证实乳头状肾细胞癌。A.平扫（41 HU）。B.皮质期（70 HU）。C.实质期（71 HU）。D.肾盂期（73 HU）

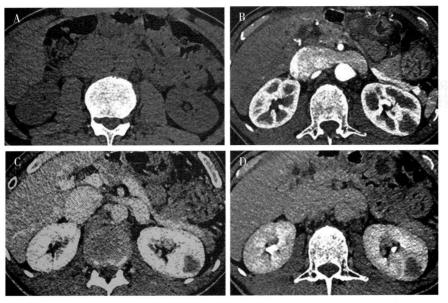

图3.2.10 同图3.2.9病例，不同层面。手术病理证实乳头状肾细胞癌。A.平扫。B.皮质期。C.实质期。D.肾盂期延迟强化

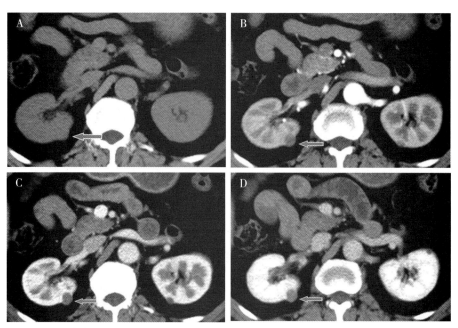

图 3.2.11 手术病理证实乳头状小肾细胞癌。A. 平扫。B. 皮质期。C. 实质期。D. 肾盂期，延迟强化

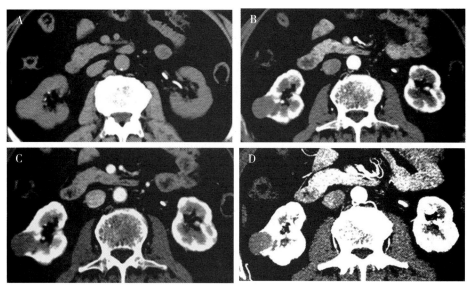

图 3.2.12 手术病理证实乳头状小肾细胞癌。A. 平扫。B. 皮质期。C. 实质期。D. 肾盂期，延迟强化

乳头状小肾细胞癌 CT 平扫可见钙化，这种 CT 表现的小的乳头状肾细胞癌，动态增强的皮质期—实质期—肾盂期病灶同样呈持续性轻至中度强化，肾盂期强化密度未降低或出现延迟强化（图 3.2.13，图 3.2.14）。

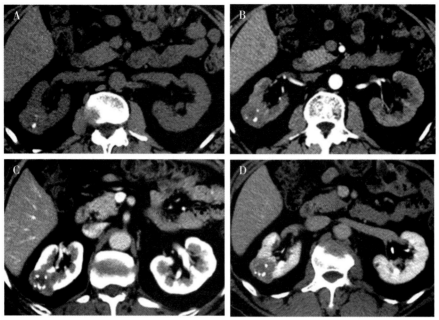

图 3.2.13 手术病理证实乳头状小肾细胞癌。A. 平扫（39 HU）。B. 皮质期（46 HU）。C. 实质期（58 HU）。D. 肾盂期（65 HU）

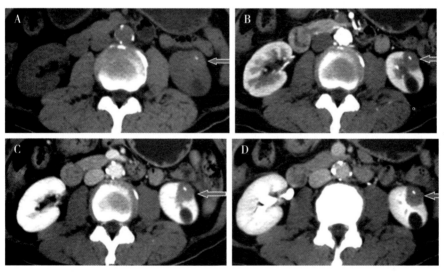

图 3.2.14 手术病理证实乳头状小肾细胞癌。A. 平扫（37 HU）。B. 皮质期（48 HU）。C. 实质期（61 HU）。D. 肾盂期（73 HU）

如上所述，由于乳头状肾细胞癌既可始发于近曲小管（与血供丰富的浅表肾单位连通），也可始发于远曲小管（偏离血供丰富的浅表肾单位），因此，动态增强的皮质期始发于上述近曲小管的乳头状肾细胞癌，可出现与近曲小管形态相似的迂回曲折线条样强化形态（图 3.2.15~ 图 3.2.21）。这种表现虽与透明细胞小肾癌动态增强皮质期的迂回曲折线条样强化相似，但不同的是乳头状小肾细胞癌动态增强实质期或（和）

肾盂期，这种迂回曲折线条样强化的密度并未降低，有的肾盂期还出现延迟强化（即没有透明细胞小肾癌的"快进快出"）（图3.2.22）。必须指出，始发于上述少血供的

远曲小管的乳头状肾细胞癌，动态增强皮质期因部分容积效应的影响，导致未能出现与远曲小管形态相似的迂回曲折线条样强化（图3.2.23）。

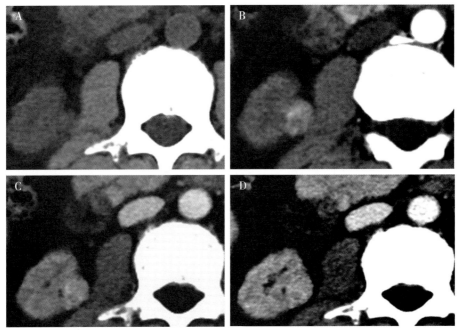

图 3.2.15 手术病理证实乳头状肾细胞癌，动态增强皮质期见迂回曲折线条样强化。A. 平扫。B. 皮质期。C. 实质期。D. 肾盂期

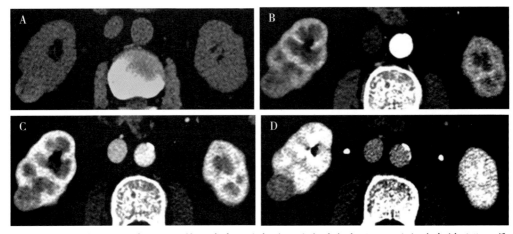

图 3.2.16 手术病理证实乳头状肾细胞癌，动态增强的皮质期出现迂回曲折线条样强化，肾盂期迂回曲折线条样强化的密度未降低。A. 平扫。B. 皮质期。C. 实质期。D. 肾盂期

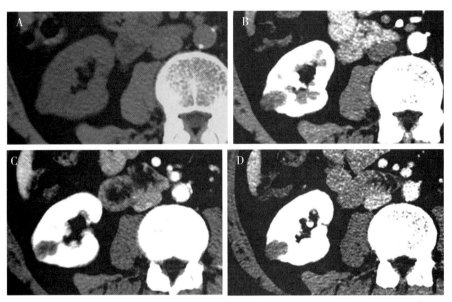

图 3.2.17 手术病理证实右肾乳头状肾细胞癌。A. 平扫。B. 皮质期，迂回曲折线条样强化。C. 实质期。D. 肾盂期，无 "快出" 表现

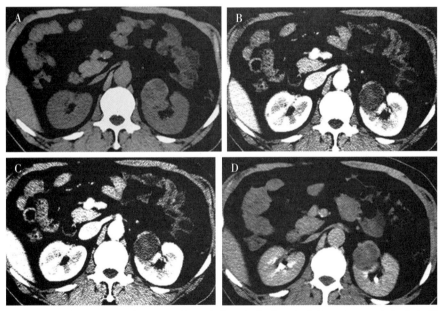

图 3.2.18 手术病理证实乳头状肾细胞癌，动态增强皮质期可见迂回曲折线条样强化，肾盂期病灶延迟强化。A. 平扫（22 HU）。B. 皮质期（25 HU）。C. 实质期（32 HU）。D. 肾盂期（39 HU）

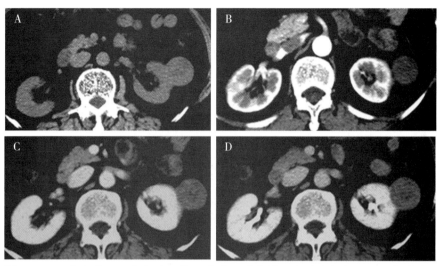

图 3.2.19 手术病理证实乳头状肾细胞癌，动态增强皮质期可见迂回曲折线条样强化，肾盂期病灶延迟强化。A. 平扫（24 HU）。B. 皮质期（27 HU）。C. 实质期（47 HU）。D. 肾盂期（57 HU）

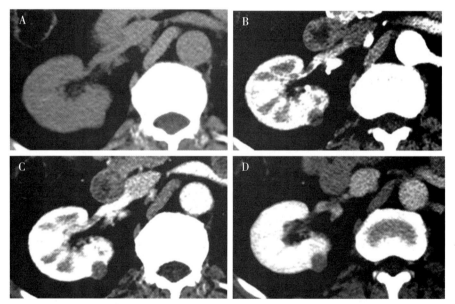

图 3.2.20 手术病理证实右肾乳头状肾细胞癌。A. 平扫。B. 皮质期，迂回曲折线条样强化。C. 实质期。D. 肾盂期

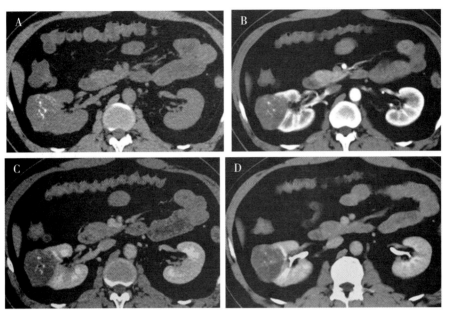

图 3.2.21 手术病理证实右肾乳头状肾细胞癌。A. 平扫。B. 皮质期，出现迂回曲折线条样强化。C. 实质期。D. 肾盂期

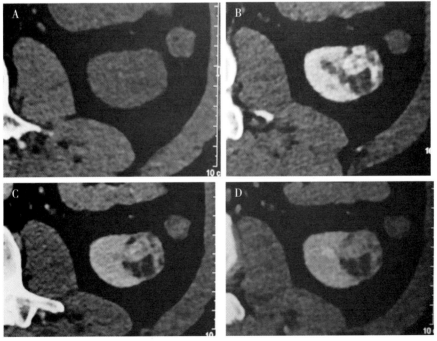

图 3.2.22 手术病理证实肾透明细胞癌，动态增强扫描呈"快进快出"，迂回曲折线样强化与直线样强化。A. 平扫。B. 皮质期。C. 实质期。D. 肾盂期"快出"

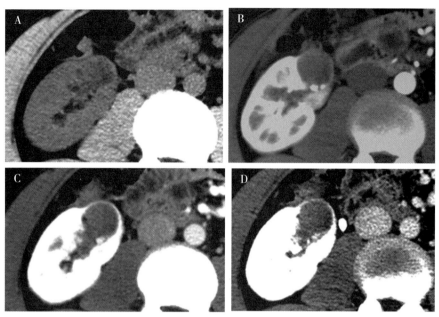

图 3.2.23　手术病理证实右肾乳头状肾细胞癌（未出现迂回曲折线条样强化）。A. 平扫。B. 皮质期。C. 实质期。D. 肾盂期

第 3 节　嫌色细胞小肾癌 CT 诊断

肾嫌色细胞癌（chromophobe renal cell carcinoma，chRCC）是第三常见的肾细胞癌病理亚型，约占肾细胞癌的 5%。嫌色细胞小肾癌临床症状不明显，通常在体检时被偶然发现。肿瘤增大后可出现的临床症状主要有腹痛、腹部包块、血尿，以及发热、疲劳、体重减轻，甚至恶病质等。最常见的转移部位是肝脏和肺，淋巴结转移不常见。主要的治疗方法是手术切除。嫌色细胞小肾癌手术切除后预后较好，5 年生存率可大于 90%[7-8]。

病理上肾嫌色细胞癌通常体积较大，边界清楚，无纤维包膜，颜色从浅褐色到棕色不等，有时会出现中央瘢痕、坏死、出血和钙化。肾嫌色细胞癌分为两型：①经典型，大而苍白的多角细胞，胞质浅染，细胞膜清晰，与植物细胞相似，胞质含有细小的颗粒，并非如镜片般透明；②嗜酸型，大的多角细胞，具有明显的细胞膜，含有更细小的嗜酸性颗粒（图 3.3.1）。

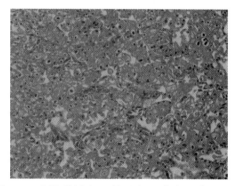

图 3.3.1（见彩插）　肾嫌色细胞癌，嗜酸性，肿瘤细胞排列成小巢团状。瘤细胞呈大多角形，细胞膜清晰，呈植物细胞样，细胞核小、皱缩，呈"葡萄干"样，核周空晕明显，胞质丰富，呈嗜酸性细颗粒状

肾嫌色细胞癌多始发于肾皮质的集合管，部分始发于肾髓质的集合管（图 3.3.2~图 3.3.7）。无论始发于肾皮质还是肾髓质，嫌色细胞小肾癌的形态都呈类圆形或圆锥形。CT 平扫显示癌灶呈等或等低混合密度，少数为稍高密度。嫌色细胞小肾癌增强扫

描皮质期呈均匀性强化，强化密度多等于或低于肾髓质，少数高于肾髓质但低于肾皮质强化密度。实质期肿瘤持续强化 / 强化逐步下降，肾盂期强化密度多降至低于皮质期或（和）实质期的强化密度（图 3.3.2~ 图 3.3.7）。肾盂期肿瘤强化密度下降的这一征象，有别于乳头状小肾细胞癌肾盂期强化密度不降低，有的可有延迟强化的表现。

肾透明细胞小肾癌部分病例的动态增强扫描，皮质期肿瘤强化密度可高于肾髓质而又低于肾皮质，且肾盂期肿瘤强化密度又下降（详见本章第 1 节）。因此，嫌色细胞小肾癌与这部分肾透明细胞小肾癌不易通过 CT 鉴别。但动态增强扫描皮质期，肿瘤强化密度等于或高于肾皮质的肾透明细胞小肾癌，与嫌色细胞小肾癌通过 CT 仍可鉴别。

始发于肾皮质的嫌色细胞小肾癌呈类圆形（图 3.3.4~ 图 3.3.7）。

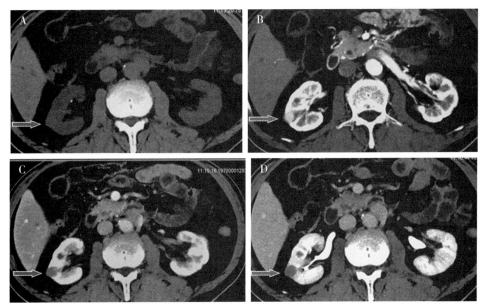

图 3.3.2 手术病理证实肾嫌色细胞癌始发于肾皮质。A. 平扫。B. 皮质期。C. 实质期。D. 肾盂期

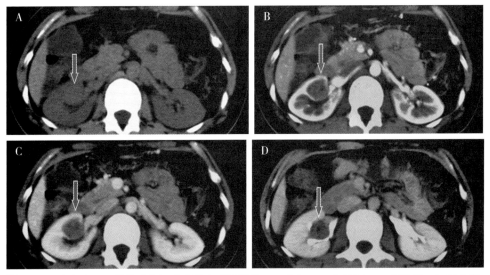

图 3.3.3 手术病理证实肾嫌色细胞癌始发于肾髓质。A. 平扫。B. 皮质期。C. 实质期。D. 肾盂期

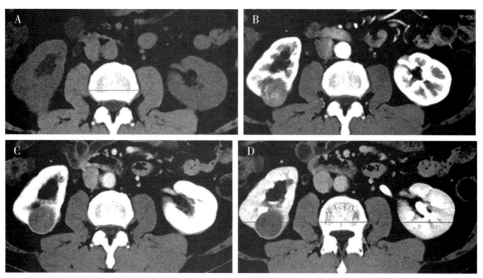

图 3.3.4 手术病理证实肾嫌色细胞癌始发于肾皮质，向肾外突出明显，而肾盂方向未见肿瘤推压征象。A. 平扫。B. 皮质期。C. 实质期。D. 肾盂期

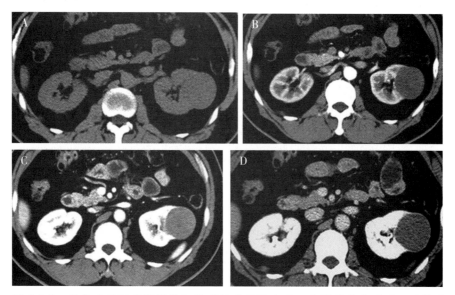

图 3.3.5 手术病理证实肾嫌色细胞癌始发于肾皮质，向肾外突出明显，而肾盂方向未见肿瘤推压征象。A. 平扫。B. 皮质期。C. 实质期。D. 肾盂期

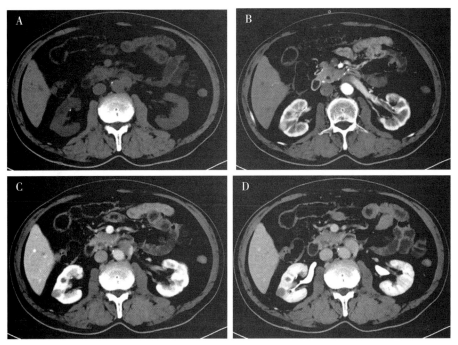

图 3.3.6 手术病理证实肾嫌色细胞癌始发于肾皮质。A. 平扫。B. 皮质期。C. 实质期。D. 肾盂期

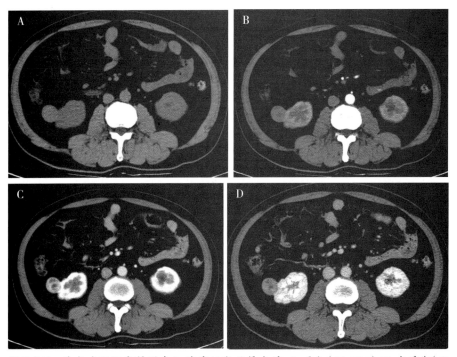

图 3.3.7 手术病理证实肾嫌色细胞癌始发于肾皮质。A. 平扫（30 HU）。B. 皮质期（42 HU）。C. 实质期（91 HU）。D. 肾盂期（84 HU）

始发于肾皮质的嫌色细胞小肾癌可向肾髓质的方向扩展，形成尖端朝肾髓质的圆锥形（图 3.3.8~ 图 3.3.10）。

始发于肾髓质的嫌色细胞小肾癌呈类圆形（图 3.3.3，图 3.3.11，图 3.3.12），形态学上与始发于肾皮质的嫌色细胞小肾癌相似（呈类圆形）（图 3.3.13）。

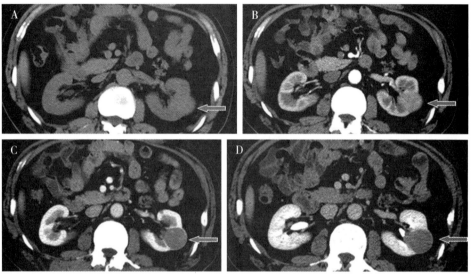

图 3.3.8　手术病理证实嫌色细胞小肾癌，朝向肾髓质的病灶边缘呈圆锥形。A. 平扫。B. 皮质期。C. 实质期。D. 肾盂期

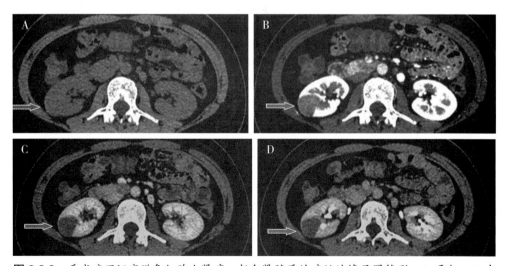

图 3.3.9　手术病理证实嫌色细胞小肾癌，朝向肾髓质的病灶边缘呈圆锥形。A. 平扫。B. 皮质期。C. 实质期。D. 肾盂期

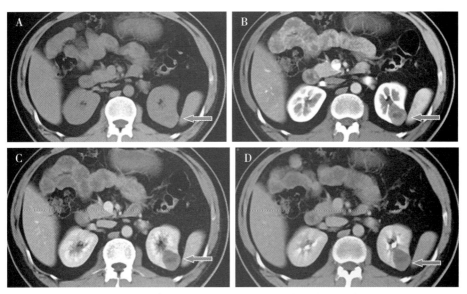

图 3.3.10 手术病理证实嫌色细胞小肾癌，朝向肾髓质的病灶边缘呈圆锥形。A. 平扫。B. 皮质期。C. 实质期。D. 肾盂期

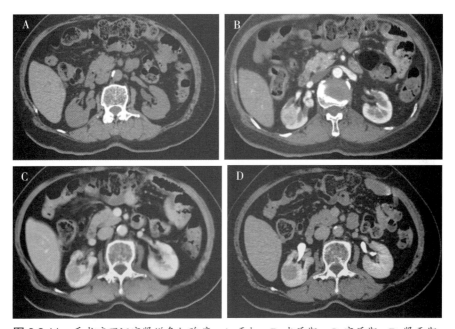

图 3.3.11 手术病理证实肾嫌色细胞癌。A. 平扫。B. 皮质期。C. 实质期。D. 肾盂期

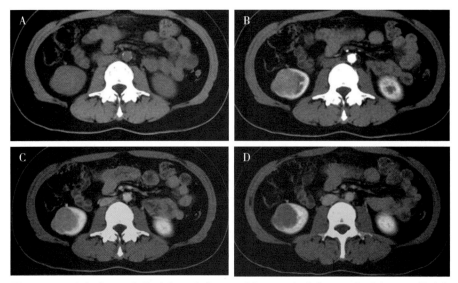

图 3.3.12　手术病理证实肾嫌色细胞癌。A. 平扫。B. 皮质期。C. 实质期。D. 肾盂期

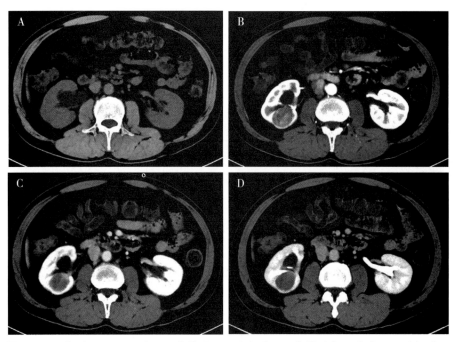

图 3.3.13　与图 3.3.4 同一病例，连续层面。手术病理证实肾嫌色细胞癌。A. 平扫（28 HU）。B. 皮质期（85 HU）。C. 实质期（75 HU）。D. 肾盂期（58 HU）

始发于肾髓质的嫌色细胞小肾癌可向肾门方向扩展，形成尖端朝肾门的圆锥形。增大的嫌色细胞小肾癌仍然保持尖端朝肾门的圆锥形（图 3.3.14，图 3.3.15）。

必须指出，少数嫌色细胞小肾癌肾盂期强化密度可不下降（图 3.3.16，图 3.3.17），与乳头状小肾细胞癌不易通过 CT 鉴别。

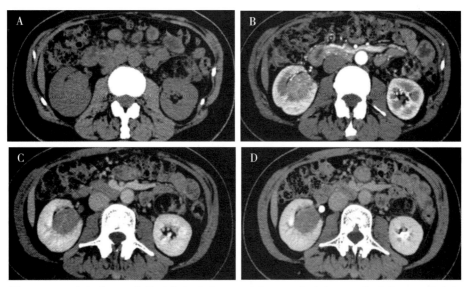

图 3.3.14 手术病理证实肾嫌色细胞癌。A. 平扫。B. 皮质期。C. 实质期。D. 肾盂期

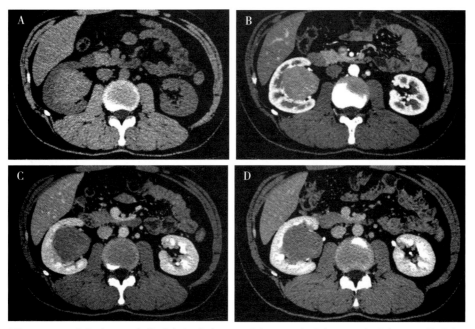

图 3.3.15 手术病理证实肾嫌色细胞癌。A. 平扫。B. 皮质期。C. 实质期。D. 肾盂期

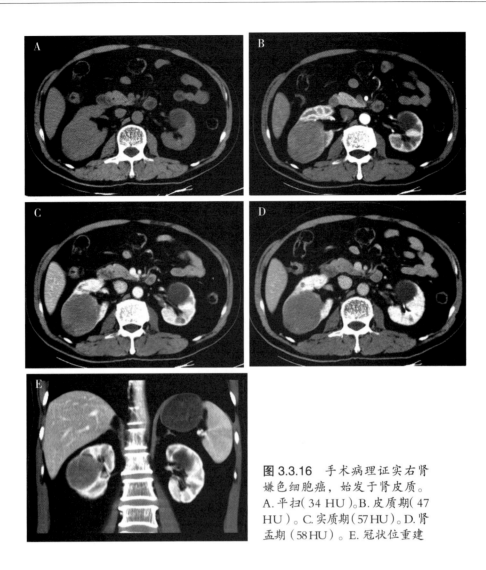

图 3.3.16 手术病理证实右肾嫌色细胞癌，始发于肾皮质。A. 平扫（34 HU）。B. 皮质期（47 HU）。C. 实质期（57 HU）。D. 肾盂期（58 HU）。E. 冠状位重建

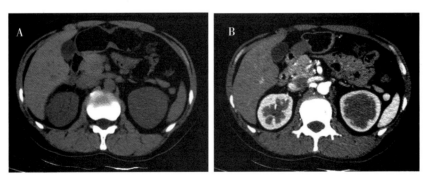

图 3.3.17 手术病理证实肾嫌色细胞癌，始发于肾髓质。A. 平扫（28 HU）。B. 皮质期（44 HU）

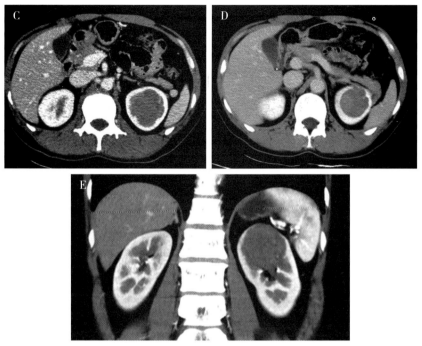

图 3.3.17（续）　C. 实质期（69 HU）。D. 肾盂期（70 HU）。E. 冠状位重建

第 4 节　集合管小肾癌 CT 诊断

肾集合管癌病理上始发于肾髓质的远端集合管（即髓质集合小管或 Bellini 管）（图 3.4.1）。由于肾髓质的血供主要来自供血量偏少的髓旁肾单位（只占肾单位总数的 10%~20%），故集合管小肾癌为少血供肿瘤（见本章第 2 节表 3.2.1）。集合管小肾癌 CT 平扫以低密度或等低混合密度多见。增强扫描皮质期、实质期或（和）肾盂期，肿瘤以单房或多房的囊实性强化为特征，又以多房多见。囊壁和实性小结节于皮质期—实质期呈轻至中度强化，肾盂期则出现延迟强化，囊腔未见强化（图 3.4.2~ 图 3.4.4）。结合文献报道，笔者认为小的囊实性病变，增强扫描肾盂期出现延迟强化是提示肾集合管癌的重要 CT 表现（图 3.4.5~ 图 3.4.7）。

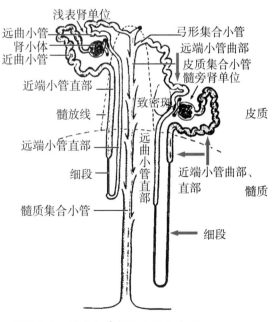

图 3.4.1　肾集合管解剖结构示意图

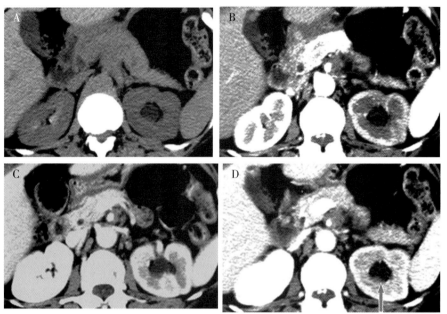

图 3.4.2　例 1 手术病理证实肾集合管癌（单房）。A. 平扫。B. 皮质期。C. 实质期。D. 肾盂期（箭头示实性小结节）

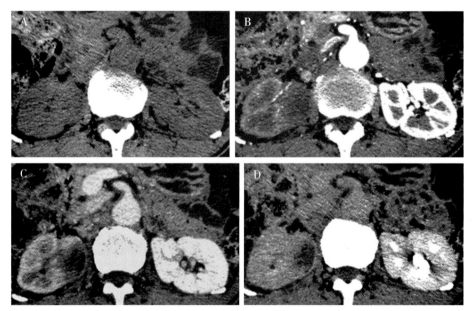

图 3.4.3　例 2 手术病理证实右肾集合管癌（多房）。A. 平扫。B. 皮质期。C. 实质期。D. 肾盂期

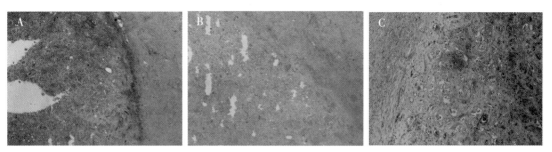

图 3.4.4（见彩插） 例 2 病理图

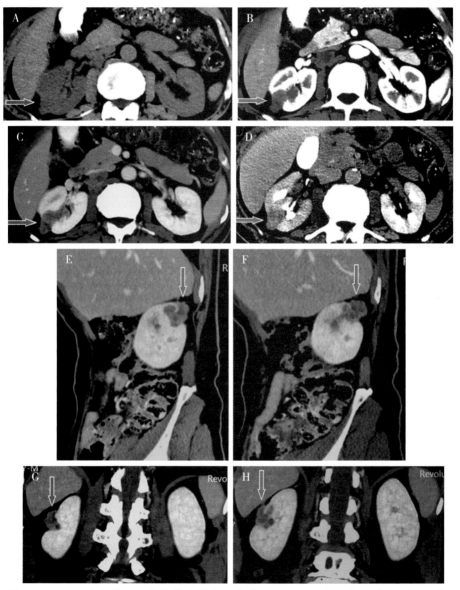

图 3.4.5 例 3 手术病理证实肾集合管癌，多房囊性病变的部分囊壁（癌性）增厚、强化密度增高是实性小结节形成前的表现。A. 平扫。B. 皮质期。C. 实质期。D. 肾盂期，出现延迟强化。E，F. 矢状位重建。G，H. 冠状位重建

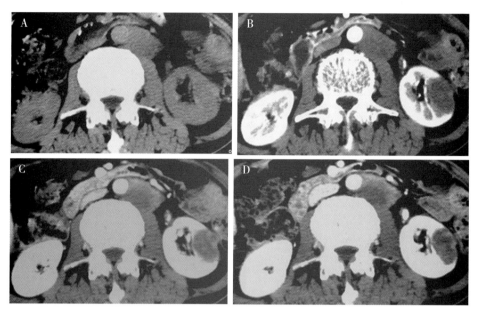

图 3.4.6　例 4 手术病理证实左肾集合管癌（多房囊实性病变）。A. 平扫。B. 皮质期。
C. 实质期。D. 肾盂期，出现延迟强化

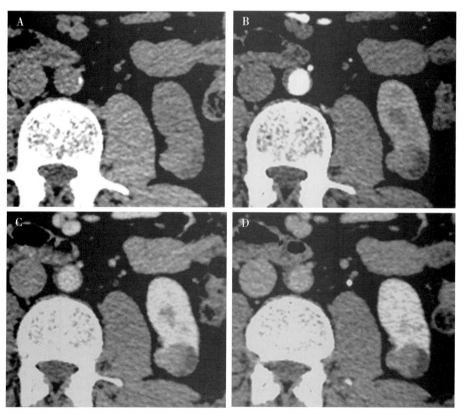

图 3.4.7　例 5 手术病理证实肾集合管癌。A. 平扫。B. 皮质期。C. 实质期。D. 肾盂期，
出现延迟强化

例 5 病理结果（图 3.4.8，图 3.4.9）：

送检部分肾组织，大小为 3.5 cm × 2.5 cm × 1.5 cm，切面见一灰白色结节，直径为 1.4 cm。另见脂肪组织一块，大小为 6 cm × 5 cm × 1.5 cm。

免疫组化结果：CD10（−），CK7（−），EMA（−），CDX−2（−），CK20（−），CD56（＋），Syn（＋），CgA（−），NSE（＋），CD99（＋），Vimentin（＋），CK（＋），Ki−67 约 2%（＋）。

肿瘤（左肾）呈乳头状和小管状排列，瘤细胞呈立方状，胞质嗜酸，胞核大、异型性明显，可见核分裂象。结合 HE 形态、免疫组化结果及科内讨论，考虑为肾集合管癌伴神经内分泌分化，肾周脂肪组织未见癌细胞。

集合管小肾癌囊实性病变进展的动态变化见图 3.4.10~ 图 3.4.13。

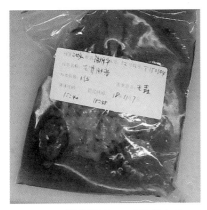

图 3.4.8（见彩插） 送检肾组织

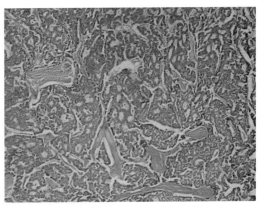

图 3.4.9（见彩插） 病理图

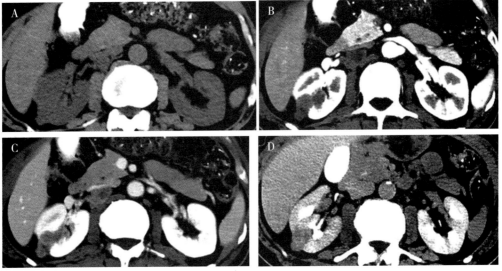

图 3.4.10 手术病理证实集合管小肾癌，部分囊壁（癌性）增厚。A. 平扫。B. 皮质期。C. 实质期。D. 肾盂期

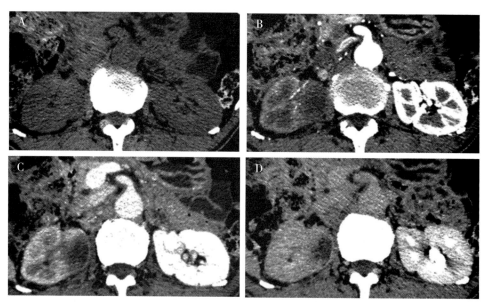

图 3.4.11 手术病理证实集合管小肾癌（囊实性病变）。A. 平扫。B. 皮质期。C. 实质期。D. 肾盂期

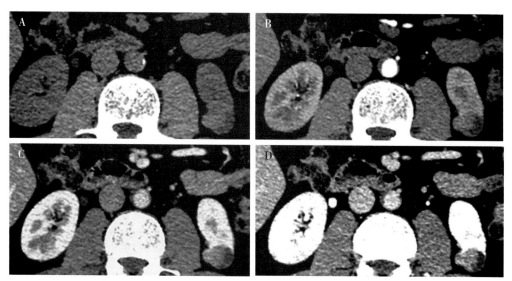

图 3.4.12 手术病理证实集合管小肾癌，囊实性病变实性增大。A. 平扫。B. 皮质期。C. 实质期。D. 肾盂期

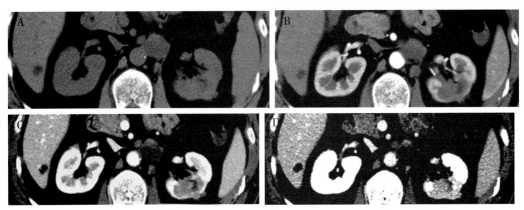

图 3.4.13 手术病理证实集合管小肾癌，实性更多。A. 平扫。B. 皮质期。C. 实质期。D. 肾盂期

肾集合管癌囊实性 CT 征象形成的病理基础：病理上肿瘤始发于局部范围的髓质集合小管，引起该局部范围的多个集合小管癌性管壁增厚—小癌结节。这些集合小管的癌性病变，引起以下 3 种病理改变：①癌性管壁增厚—小癌结节阻塞，使管腔排尿功能降低，导致这部分癌变集合小管的近侧管腔扩大、尿液潴留。扩大的管腔在 CT 横断扫描上形成了囊性病变征象。②癌变集合小管不但导致其近侧管腔扩大，而且癌变也向扩大的近侧管腔蔓延。③病变的集合小管和癌性蔓延的近侧扩大管腔所形成的增厚管壁—小癌结节，形成了集合管癌的小囊状—实性小结节的强化灶。基于上述病理改变，有些病理专家将肾集合管癌称为管状囊性癌（《实用泌尿生殖系统病理学》，杨熙明等主编）。由此可见，CT 诊断中应重视集合管癌始发时囊性形态并强化小结节的这个小的囊实性病变，及其肾盂期延迟强化的特征（图 3.4.14，图 3.4.15）。

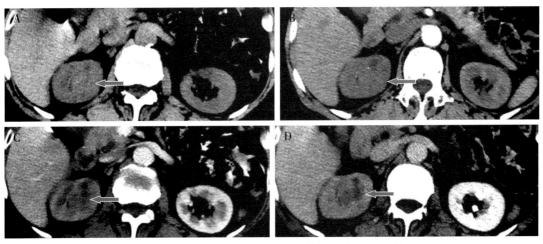

图 3.4.14 A. 平扫。B. 皮质期。C. 实质期。D. 肾盂期，箭头示实性小结节

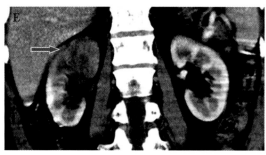
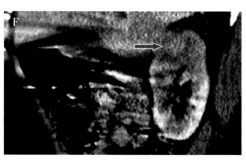

图 3.4.14（续） E. 冠状位重建。F. 矢状位重建

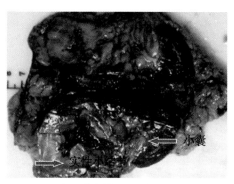

图 3.4.15（见彩插） 标本图

参考文献

[1]Wallace A, Nairn RC. Renal tubular antigens in kidney tumors[J]. Cancer，1972,29(4):977–981.

[2]Yoshida SO,Imam A,Olson CA,et al. Proximal renal tubular surface membrane antigens identified in primary and metastatic renal cell carcinomas[J]. Arch Pathol Lab Med,1986,110(9:825–832.

[3]Akhtar M,AI-Bozom IA,AI Hussain T,et al.Papillary renal cell carcinoma(PRCC):An Update[J].Adv Anat Pathol,2019,26(2):124–132

[4]Qu yy,chen HT,Gu wj,et al. Age-dependent association between sex and renal cell carcinoma mortality: A population-based analysis[J].Scientific Reports,2015,5(1):9160.

[5]Delahunt B ,Eble JN. Papillary renal cell carcinoma: a clinicopathologic and immunohistochemical study of 105 tumors[J]. Modern Pathology,1997,10(6):537–544.

[6]Gobbo S, Eble JN, Grignon DJ, et al. Clear cell papillary renal cell carcinoma: a distinct histopathologic and molecular genetic entity[J]. Am J Surg Pathol,2008, 32:1239–1245.

[7]Casuscelli J, Becerra MF, Seier K，et al. Chromophobe renal cell carcinoma: results from a large singleinstitutional series[J].Clin Genitourin Cancer,2019,17(5):373–379.

[8]Raman SP, Johnson PT, Allaf ME,et al. Chromophobe Renal Cell Carcinoma: Multiphase MDCT Enhancement Patterns and Morphologic Features[J]. AJR Am J Roentgenol，2013 ,201(6):1268–1276.

（邹玉坚　许达生　袁灼彬　谢磊　王刚）

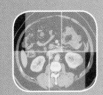

第4章
小肾癌 CT 鉴别诊断

通过本书第3章中对肾透明细胞小肾癌、乳头状小肾细胞癌、嫌色细胞小肾癌和集合管小肾癌CT表现的分析，我们可以发现，以上不同类型小肾癌的血供存在有鉴别意义的差别。对CT动态增强扫描皮质期，肾癌强化程度与肾皮质和肾髓质强化程度进行比较发现，肾透明细胞小肾癌增强扫描的皮质期，肿瘤强化密度大多数高于肾髓质强化密度至等于或高于正常肾皮质的强化密度，故肾透明细胞小肾癌为多血供肿瘤。而嫌色细胞小肾癌和集合管小肾癌增强扫描的皮质期，肿瘤强化密度多等于或低于正常肾髓质的强化密度，故嫌色细胞小肾癌和集合管小肾癌多为少血供肿瘤。由于乳头状肾细胞癌既可始发于近曲小管（与血供丰富的浅表肾单位连通），也可始发于远曲小管（偏离血供丰富的浅表肾单位）。因此，乳头状肾细胞癌CT动态增强皮质期既可显示为多血供，也可表现为少血供（详见第3章第2节）。故本章中笔者分别以多血供小肾癌CT鉴别诊断和少血供小肾癌CT鉴别诊断进行分析阐述。

第1节　多血供肾透明细胞小肾癌 CT 鉴别诊断

多血供小肾癌主要是肾透明细胞小肾癌。肾透明细胞小肾癌CT动态增强扫描的皮质期，肿瘤表现出的多种强化形态，从鉴别诊断的角度出发，归纳起来可分为两类：①线条样强化（包括迂回曲折线条样强化和直线样强化）（图4.1.1~图4.1.3）。②结节状强化（包括小结节状强化和全瘤结节状强化）（图4.1.2~图4.1.4）。但无论是线条样强化还是结节状强化，CT平扫肿瘤多呈等密度或稍高密度，边缘清楚，密度多均匀，少数密度不均，偶然可见包膜、钙化。增强扫描肾皮质期肿瘤强化密度大多数高于肾髓质强化密度至等于或高于正常肾皮质的强化密度。而实质期或（和）肾盂期，强化密度都下降至低于肾实质密度，呈现所谓"快进快出"的强化特征。这个CT强化特征是多血供肾透明细胞小肾癌有别于其他肾病变的重要依据，在与多血供肾病变CT鉴别诊断中必须牢记。

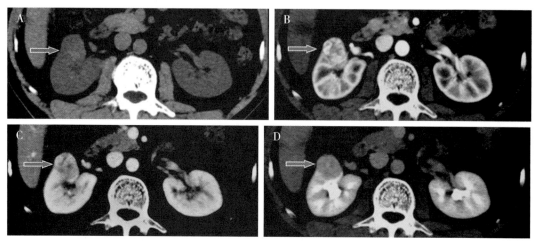

图 4.1.1 A. 平扫。B. 皮质期，迂回曲折线条样强化与直线样强化。C. 实质期。D. 肾盂期

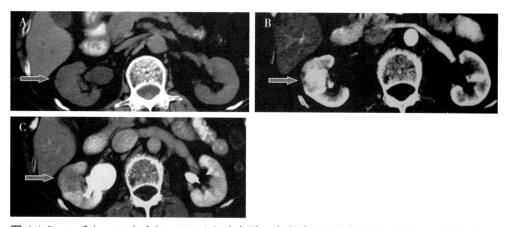

图 4.1.2 A. 平扫。B. 皮质期，迂回曲折线条样、直线样和小结节状强化并存。C. 肾盂期

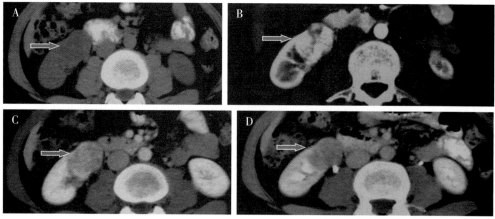

图 4.1.3 A. 平扫。B. 皮质期，迂回曲折线条样、直线样和小结节状强化并存。C. 实质期。D. 肾盂期

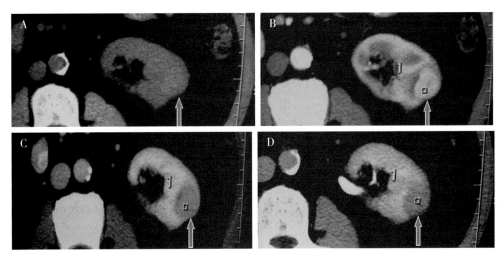

图 4.1.4 A. 平扫。B. 皮质期,全瘤结节状强化。C. 实质期。D. 肾盂期

一、与肾血管平滑肌脂肪瘤鉴别

肾血管平滑肌脂肪瘤多数含有脂肪,CT 平扫瘤内可见到脂肪密度,诊断比较明确。但与多血供肾透明细胞小肾癌的 CT 鉴别诊断中,笔者认为须注意以下 6 个问题:

(1) 小的肾血管平滑肌脂肪瘤因瘤内可掺杂有混合脂肪(脂肪与平滑肌混合),故有时平扫瘤内可出现非脂肪密度的低密度区(图 4.1.5)。肾透明细胞小肾癌因瘤内不掺杂有脂肪成分,且较少发生坏死,故平扫时瘤内少出现非脂肪密度的低密度区。因此,小的肾结节若平扫时发现非脂肪密度低密度区,提示可能有肾血管平滑肌脂肪瘤。

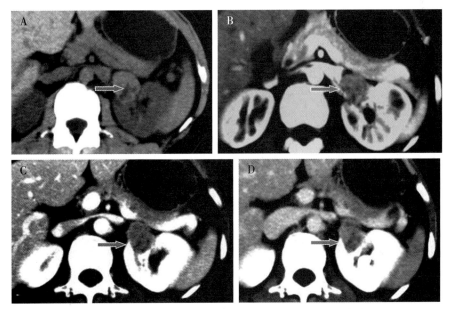

图 4.1.5 肾血管平滑肌脂肪瘤平扫可见瘤内非脂肪密度的低密度区。A. 平扫。B. 皮质期。C. 实质期。D. 肾盂期

文献报道肾血管平滑肌脂肪瘤，病理上瘤内的脂肪组织可与平滑肌组织混合，形成混合的脂肪组织。这种混合脂肪组织在 CT 上可表现为非脂肪密度的低密度区。

（2）小的肾血管平滑肌脂肪瘤，皮质期出现的血管样强化，与肾透明细胞小肾癌动态增强皮质期的线条样强化相似，应进行细致的鉴别。鉴别的要点是小的肾血管平滑肌脂肪瘤动态增强皮质期的血管样强化，在实质期或（和）肾盂期仍然强化而不减退（图 4.1.6，图 4.1.7）。而肾透明细胞小肾癌的线条样强化则多数只发生在皮质期，在实质期或（和）肾盂期其密度减退（图 4.1.8）。

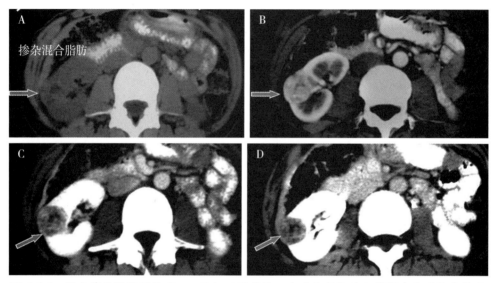

图 4.1.6 肾血管平滑肌脂肪瘤 CT 平扫可见脂肪，皮质期强化的血管影在实质期或肾盂期仍然强化。A. 平扫。B. 皮质期。C. 实质期。D. 肾盂期

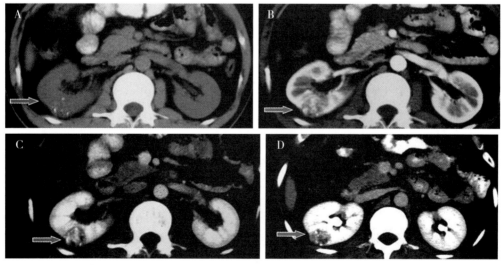

图 4.1.7 肾血管平滑肌脂肪瘤皮质期强化的血管影，在实质期至肾盂期仍然强化。A. 平扫。B. 皮质期。C. 实质期。D. 肾盂期

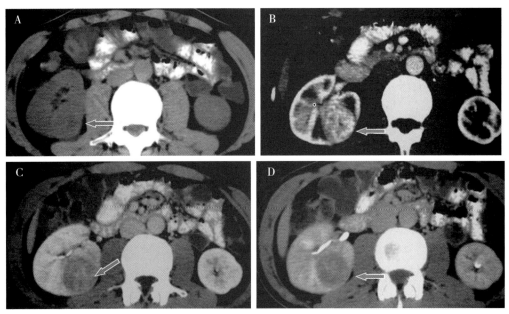

图 4.1.8　肾透明细胞小肾癌皮质期的线条样强化，实质期至肾盂期密度降低（"快进快出"）。A. 平扫。B. 皮质期。C. 实质期。D. 肾盂期

（3）小的血管平滑肌脂肪瘤，如果瘤内脂肪丰富，脂肪的部分容积效应可导致瘤内强化的血管密度降低，出现类似肾透明细胞癌"快进快出"的强化表现。由于肾透明细胞小肾癌瘤内不掺杂有脂肪，因此，鉴别并不困难（图 4.1.9）。

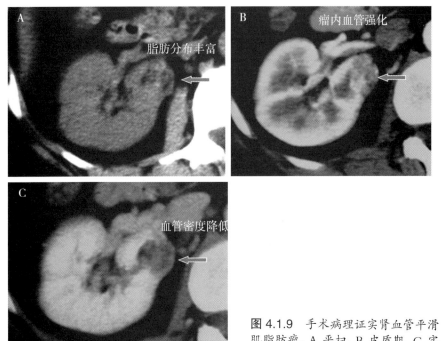

图 4.1.9　手术病理证实肾血管平滑肌脂肪瘤。A. 平扫。B. 皮质期。C. 实质期

（4）多血供肾透明细胞小肾癌有时可有小的坏死区，由于多是凝固性坏死，故 CT 平扫常不显示（图 4.1.10，图 4.1.11）。

这与肾血管平滑肌脂肪瘤的混合脂肪可在 CT 平扫显示不同（图 4.1.12）。

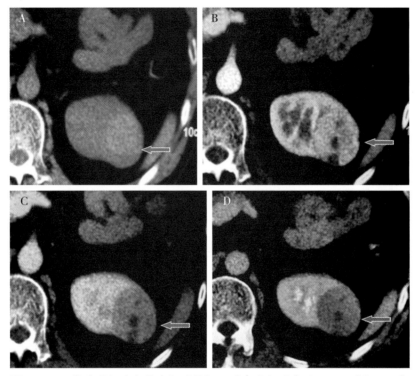

图 4.1.10　肾透明细胞小肾癌凝固性坏死区在平扫时未显示。A. 平扫。B. 皮质期。C. 实质期。D. 肾盂期

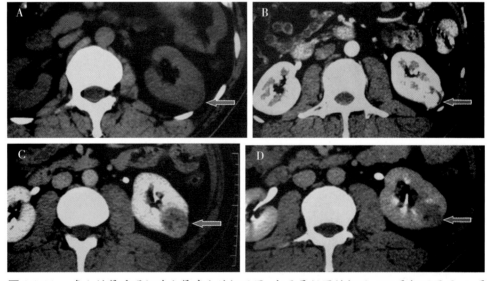

图 4.1.11　多血供肾透明细胞小肾癌小的坏死区，由于是凝固性坏死，CT 平扫不显示。A. 平扫，瘤内无脂肪密度或非脂肪密度的低密度。B. 皮质期，结节强化掩盖灶性坏死。C. 实质期，显示瘤内坏死灶。D. 肾盂期

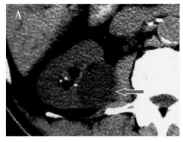
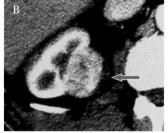
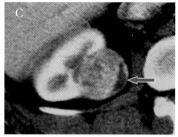

图 4.1.12　肾血管平滑肌脂肪瘤平扫显示瘤内非脂肪密度的低密度区。A. 平扫。B. 皮质期。C. 实质期

（5）多血供小的肾血管平滑肌脂肪瘤内可有假似小结节状强化。

两例患者在外院体检仅做CT平扫都被诊断为肾结石。在本院复查做增强CT，发现两例都是多血供。增强扫描皮质期，例1见结节状强化"快进快出"，例2见假似结节状强化。例1（图4.1.13）手术病理证实肾透明细胞小肾癌；例2（图4.1.14）手术病理证实多血供小的肾血管平滑肌脂肪瘤，假似结节状强化实为增厚的血管壁强化形成征象（中心的血管腔机化、钙化而无强化）。

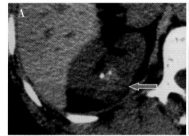
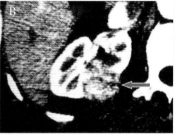
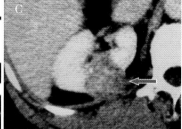

图 4.1.13　手术病理证实肾透明细胞小肾癌。A. 平扫。B. 皮质期。C. 实质期

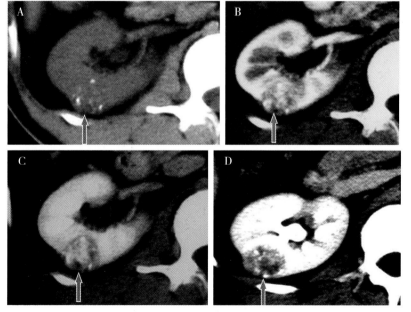

图4.1.14　手术病理证实肾血管平滑肌脂肪瘤。A. 平扫。B. 皮质期。C. 实质期。D. 肾盂期

（6）以混合脂肪为主的肾血管平滑肌脂肪瘤，动态增强可出现"快进快出"。以混合脂肪为主（脂肪与平滑肌混合）的肾血管平滑肌脂肪瘤，瘤内的血管组织于增强扫描的皮质期，可呈小环形或小结节状轻度强化。由于小环形或小结节状强化的背景是密度偏低的混合脂肪，因此，实质期和肾盂期在周围正常肾实质明显强化的衬托下，瘤灶显示为低密度（图4.1.15，图4.1.16）。与肾透明细胞小肾癌"快进快出"的强化特征相类似，CT 上两者很难鉴别。

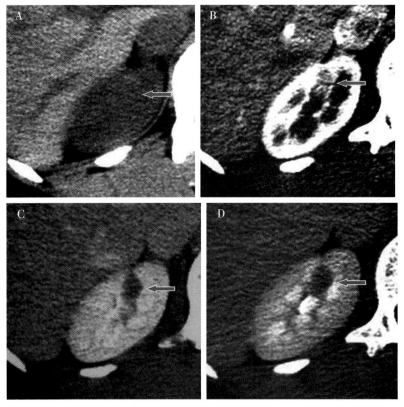

图 4.1.15 手术病理证实小的肾血管平滑肌脂肪瘤。A. 平扫。B. 皮质期。C. 实质期。D. 肾盂期

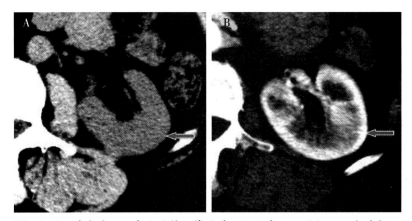

图 4.1.16 手术病理证实小的肾血管平滑肌脂肪瘤。A. 平扫。B. 皮质期

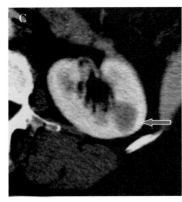
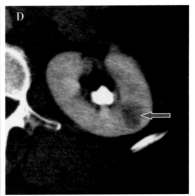

图 4.1.16（续） C. 实质期。D. 肾盂期

二、与肾嗜酸细胞腺瘤鉴别

肾嗜酸细胞腺瘤是一种起源于肾皮质或髓质的肾集合管上皮组织的良性肿瘤，占肾肿瘤的 3%~7%，预后良好，治疗方法是只做肿瘤局部切除。由于对其影像特征认识不足，可导致误诊为肾癌而做全肾切除。1998年 Mostofi 等制定的世界卫生组织（WHO）肾肿瘤组织分类中，肾腺瘤分类是乳头状腺瘤、嗜酸细胞腺瘤和后肾腺瘤。这就是说，肾嗜酸细胞腺瘤只是肾腺瘤分类中的一种肿瘤。但 2004 年 WHO 公布的肾肿瘤组织分类取消了 1998 年 Mostofi 等制定的 WHO 中有关的肾腺瘤分类。近期的 WHO 肾肿瘤组织分类（即 2016/2022 年 WHO 分类），将嗜酸细胞腺瘤、乳头状腺瘤和后肾腺瘤都归为一种单独的肾肿瘤 / 后肾肿瘤分类（图 4.1.17）。

CT 表现：CT 平扫小的嗜酸细胞腺瘤多为等密度或稍高密度。随着肿瘤增大，平扫可见高、等、低密度的混合密度，有的病灶近中心区可见星芒状低密度影，有的病灶近中心区可见点状、条索状或块状钙化。以上 CT 平扫表现与多血供肾透明细胞小肾癌相似。

但是，CT 动态增强扫描嗜酸细胞腺瘤有以下特征：

（1）节段性强化逆转，即肾皮质期瘤体出现强化明显和强化不明显两部分（强化明显部分与平扫高密度的部分相对应，强化不明显部分则与平扫低密度的部分相对应）；而在肾盂期或（和）实质期，皮质期瘤体强化明显和强化不明显的这两部分，其强化程度发生逆转（即强化明显的转为密度降低，而强化不明显的则转为密度增高）（图 4.1.18，图 4.1.19）。

发生逆转的原因尚无定论。有文献认为皮质期瘤体表现为强化明显的部分是由于这部分瘤体的肿瘤细胞密集、巢状分布，间质内薄壁血管丰富；而皮质期瘤体强化不明显那部分则是由于这部分瘤体肿瘤细胞稀疏，且细胞间质内填充了大量透明样基质，导致出现延迟强化。

（2）中心（或偏心）的星芒状瘢痕：发生率为 54%~63%，多数人认为形成原因是肿瘤生长缓慢并缺血所致。由于星芒状瘢痕形成是动态进行的，新老程度不一，因此动态增强时有的星芒状瘢痕可出现逐渐强化的表现，而老的星芒状瘢痕则无强化或钙化（图 4.1.18，图 4.1.19）。

文献一致认为节段性强化逆转是本病最具诊断特征的 CT 表现。临床实践和文献报道一致证实，起源于肾皮质或肾髓质内肾集合管上皮组织的肾嗜酸细胞腺瘤，CT

动态增强扫描在皮质期可显示类似小环形强化的"节段性强化逆转"表现。这种小环形强化可能是病理上肿瘤细胞呈包巢状和腺管状排列的反映。由于"节段性强化逆转"与肾透明细胞小肾癌的"快进快出"强化特征相似（图 4.1.20），故临床上应细致鉴别。

鉴别要点："节段性强化逆转"是

分类　　名称	分类　　名称
肾肿瘤	主要见于成人的间叶性肿瘤
肾透明细胞癌	平滑肌肉瘤
低度恶性潜能的多房囊性肾细胞肿瘤	血管肉瘤
乳头状肾细胞癌	横纹肌肉瘤
遗传性平滑肌瘤和肾细胞癌相关性肾细胞癌	骨肉瘤
嫌色细胞肾细胞癌	滑膜肉瘤
集合管癌	尤文肉瘤
肾髓质癌	血管平滑肌脂肪瘤
MiT 家族易位性肾细胞癌	上皮样血管平滑肌脂肪瘤
琥珀酸脱氢酶 B 缺陷肾细胞癌	平滑肌瘤
黏液性管状和梭形细胞癌	血管瘤
管状囊性肾细胞癌	淋巴管瘤
获得性囊性肾疾病相关性肾细胞癌	血管母细胞瘤
透明细胞乳头状肾细胞癌	肾小球旁器细胞瘤
未分类的肾细胞癌	肾髓质间质细胞瘤
乳头状腺瘤	神经鞘瘤
肾嗜酸细胞瘤	孤立性纤维性肿瘤
后肾肿瘤	混合型上皮和间质肿瘤
后肾腺瘤	囊性肾瘤
后肾腺纤维瘤	混合性上皮和间质肿瘤
后肾间质肿瘤	神经内分泌肿瘤
儿童肾母细胞瘤样囊性瘤	高分化神经内分泌肿瘤
肾源性残余	大细胞性神经内分泌癌
肾母细胞瘤	小细胞性神经内分泌癌
囊性部分分化的肾母细胞瘤	嗜铬细胞瘤
儿童囊性肾瘤	其他肿瘤
间叶肿瘤	肾造血系统来源肿瘤
主要见于儿童的间叶性肿瘤	生殖细胞肿瘤
透明细胞肉瘤	转移性肿瘤
横纹肌样瘤	
先天性中胚层细胞肾瘤	
婴儿骨化性肾肿瘤	

图 4.1.17　WHO 肾肿瘤组织分类（2016 年）

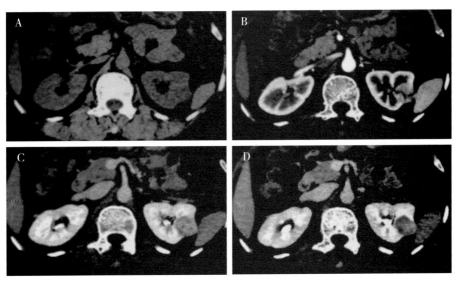

图 4.1.18　病理证实肾嗜酸细胞腺瘤瘤体及中心瘢痕呈"节段性强化逆转"。A. 平扫。B. 皮质期。C. 实质期。D. 肾盂期

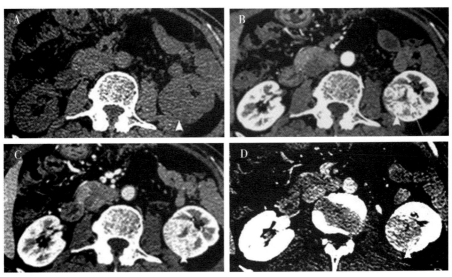

图 4.1.19　病理证实肾嗜酸细胞腺瘤，瘤体及中心瘢痕呈"节段性强化逆转"。A. 平扫。B. 皮质期。C. 实质期。D. 肾盂期。箭头示小环形强化 [摘自 Chinese Journal of Medical Imaging，2014，22(3):199−203.]

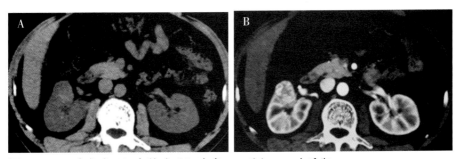

图 4.1.20　手术病理证实肾透明细胞癌。A. 平扫。B. 皮质期

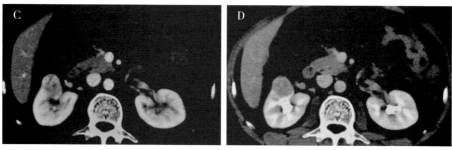

图 4.1.20（续） 手术病理证实肾透明细胞癌。C. 实质期。D. 肾盂期

增强扫描皮质期瘤内既出现密度高的强化区，又同时出现密度低的强化区。但增强扫描的实质期或（和）肾盂期，皮质期密度高的强化区转为密度低的强化区，与此同时皮质期密度低的强化区则转为密度高的强化区（图 4.1.21~ 图 4.1.26）。而多血供肾透明细胞小肾癌呈"快进快出"的强化特征，无这种"节段性强化逆转"的表现。

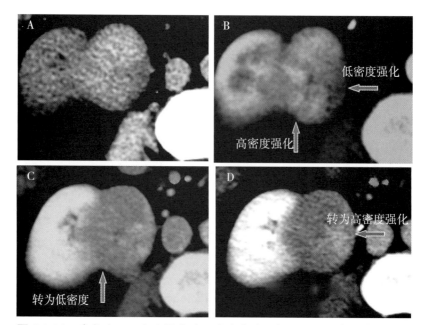

图 4.1.21 手术病理证实右肾嗜酸细胞腺瘤（大），平扫呈高、等混合密度，动态增强特征为节段性强化逆转，即使瘤体增大，也保持该特征。A. 平扫。B. 皮质期。C. 实质期。D. 肾盂期

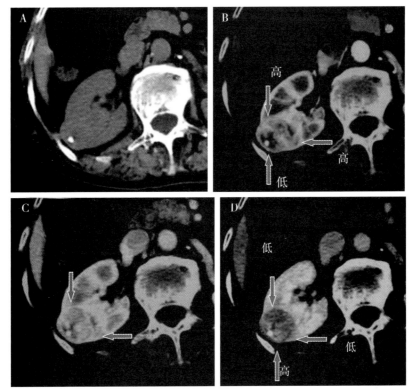

图 4.1.22 病理证实右肾嗜酸细胞腺瘤，瘤体及中心瘢痕呈"节段性强化逆转"。A. 平扫。B. 皮质期。C. 实质期。D. 肾盂期 [摘自实用放射学杂志，2015，31（8）]

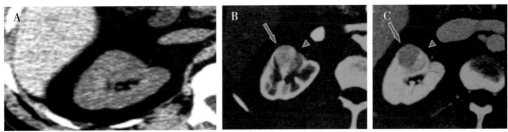

图 4.1.23 病理证实右肾嗜酸细胞腺瘤，"节段性强化逆转"A. 平扫。B. 皮质期。C. 肾盂期（摘自 Radiology, 2009, 252: 2 ）

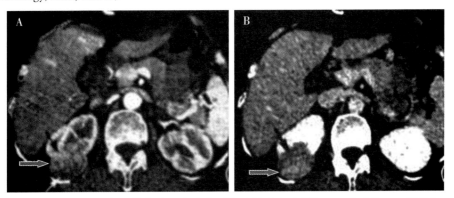

图 4.1.24 病理证实右肾嗜酸细胞腺瘤"节段性强化逆转"。A. 皮质期。B. 肾盂期

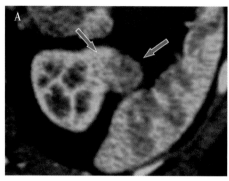
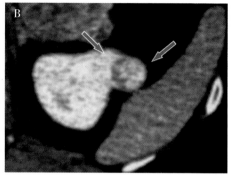

图 4.1.25　病理证实左肾嗜酸细胞腺瘤"节段性强化逆转"（摘自 Radiology,2009,252:2）。A. 皮质期。B. 肾盂期

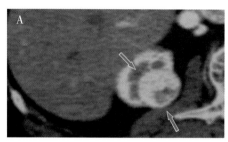
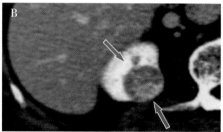

图 4.1.26　病理证实右肾嗜酸细胞腺瘤（摘自 Radiology,2009,252:2）A. 皮质期。B. 肾盂期

三、与乳头状肾细胞癌鉴别

正如第 3 章第 2 节所述，由于乳头状肾细胞癌既可始发于近曲小管（与血供丰富的浅表肾单位连通），也可始发于远曲小管（偏离血供丰富的浅表肾单位）。因此，乳头状肾细胞癌 CT 动态增强皮质期既可表现为多血供，也可表现为少血供。如果乳头状肾细胞癌始发于上述血供丰富的近曲小管，CT 动态增强的皮质期乳头状肾细胞癌就可显示为多血供，从而必须与肾透明细胞癌鉴别（图 4.1.27）。

鉴别要点：这类多血供强化形态的乳头状肾细胞癌，CT 动态增强无肾透明细胞癌"快进快出"的强化特征，肾盂期还可延迟强化（图 4.1.28）。

四、与肾动静脉畸形鉴别

肾动静脉畸形平扫病灶为低、等混合密度，皮质期病灶高密度强化（畸变的动脉呈管条样强化），实质期和肾盂期畸变的动脉密度下降，病灶呈迂曲血管样强化（畸变的肾静脉强化）。无多血供肾透明细胞小肾癌"快进快出"的强化特征（图 4.1.29，图 4.1.30）。

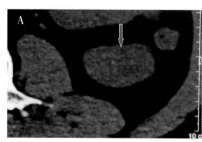
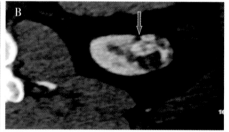

图 4.1.27　手术病理证实肾透明细胞癌。A. 平扫。B. 皮质期

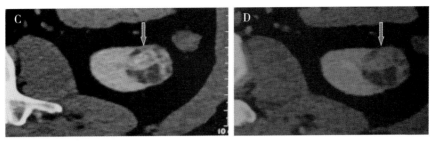

图 4.1.27（续） 手术病理证实肾透明细胞癌。C. 实质期。D. 肾盂期，"快出"

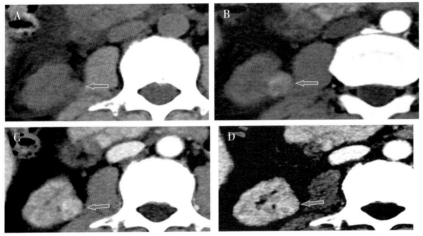

图 4.1.28 手术病理证实乳头状肾细胞癌。A. 平扫。B. 皮质期。C. 实质期。D. 肾盂期，延迟强化

五、与 Bertin 柱（皮质柱）肥大鉴别

肾 Bertin 柱（皮质柱）肥大是肾发育过程中的一种变异。解剖上 Bertin 柱是正常肾皮质伸入肾髓质内肾锥体之间，形成的肾皮质结构，故又称为皮质柱。由于 Bertin 柱是肾皮质的一部分，因此，Bertin 柱肥大 CT 平扫显示为等密度，动态增强扫描皮质期肥大的 Bertin 柱呈类梭形或类三角形，皮质期、实质期和肾盂期强化密度都与正常 Bertin 柱相似，其中尤以实质期病灶强化密度与肾皮质强化密度一致的这一特点，有别于多血供肾透明细胞小肾癌。因为多血供肾透明细胞小肾癌增强的实质期，癌灶强化密度都低于肾皮质强化密度（图 4.1.31）。

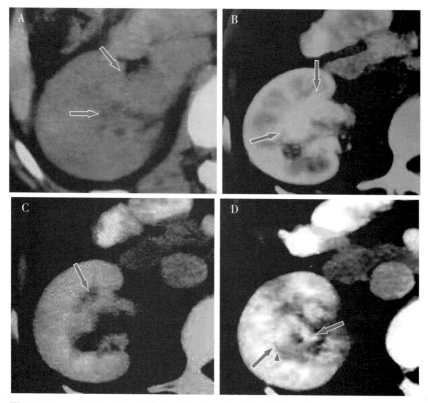

图 4.1.29　A. 平扫, 箭头示畸变的动脉。B. 皮质期, 箭头示畸变的动脉强化。C. 实质期。D. 肾盂期, 畸变的静脉强化增高（➡）畸变的动脉密度相对减低（▲）

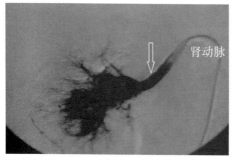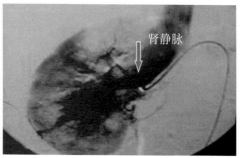

图 4.1.30　DSA 造影显示肾动静脉畸形

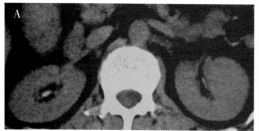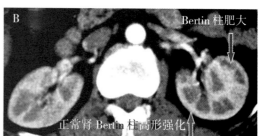

图 4.1.31　A. 平扫。B. 皮质期

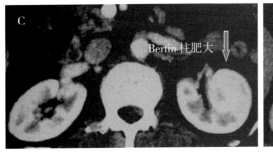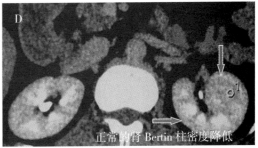

图 4.1.31（续） C. 实质期，强化密度保持与肾皮质强化密度一致。D. 肾盂期，肥大的 Bertin 肾柱密度降低，易被误为"快进快出"

以下4例肾透明细胞小肾癌CT动态增强扫描的实质期，癌灶强化密度都低于肾皮质强化密度（图 4.1.32 ~ 图 4.1.35）。

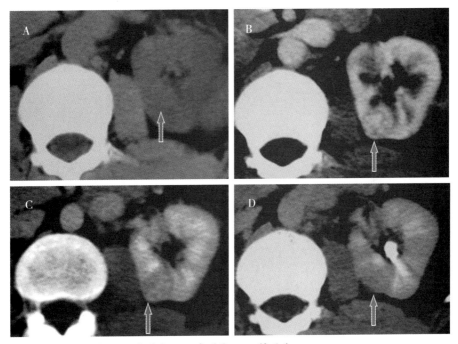

图 4.1.32 A. 平扫。B. 皮质期。C. 实质期。D. 肾盂期

六、与驼峰肾鉴别

驼峰肾指肾表面的峰状凸起，属正常变异。CT平扫驼峰肾呈等密度，皮质期、实质期和肾盂期均与肾同步强化（图 4.1.36）。以上 CT 表现与多血供肾透明细胞小肾癌不同。

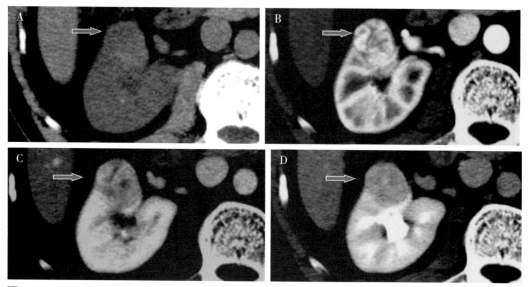

图 4.1.33 A. 平扫。B. 皮质期。C. 实质期。D. 肾盂期

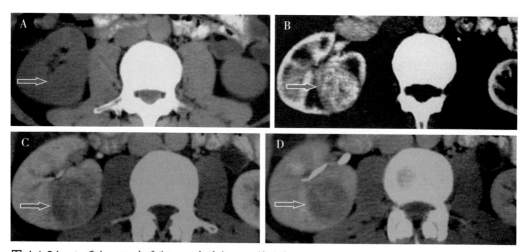

图 4.1.34 A. 平扫。B. 皮质期。C. 实质期。D. 肾盂期

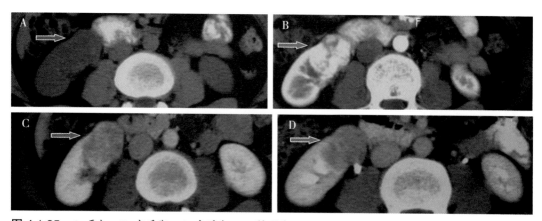

图 4.1.35 A. 平扫。B. 皮质期。C. 实质期。D. 肾盂期

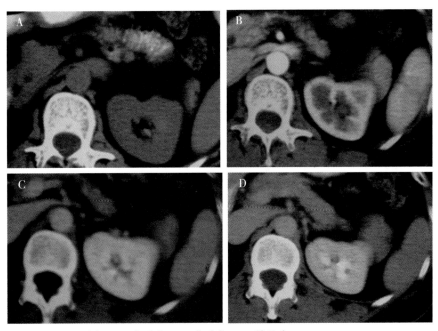

图 4.1.36 A. 平扫。B. 皮质期。C. 实质期。D. 肾盂期

拓展阅读

[1] 刘晖，唐丽瓯，纪祥瑞. 肾血管平滑肌脂肪瘤的临床及病理特征 [J]. 青岛大学医学院学报,2008,44(1):2.

[2]Kim JI, Cho JY, Moon KC, et al. Segmental enhancement inversion at biphasic multidetector CT: characteristic finding of small renal oncocytoma[J]. Radiology. 2009,252(2):441–448.

[3] 唐光健 (译). 肾小嗜酸细胞腺瘤多层螺旋 CT 双期扫描节段性增强反转的特异性表现 [J]. 国际医学放射学杂志,2009,32(5):1

[4]Woo S, Cho JY, Kim SH, et al. Segmental enhancement inversion of small renal oncocytoma: differences in prevalence according to tumor size[J]. AJR Am J Roentgenol. 2013,200(5):1054–1059.

[5] 夏同礼，现代泌尿病理学图谱 [M]. 北京：人民卫生出版社,2012.

[6] 郭燕，许达生等. 肾肿瘤临床 CT 诊断 [M]. 广东：世界图书出版公司,2004,133–175.

[7]Richard E Gray, Gabriel T Harris.Renal Cell Carcinoma: Diagnosis and Management[J].Am Fam Physician,2019,99(3):179–184.

[8]Jongchul Kim. Imaging findings of renal cell carcinoma[J].Expert Review of Anticancer Therapy, 2006,6:895–904.

[9]Yamakado K, Tanaka N, Nakagawa T, et al. Renal angiomyolipoma: relationships between tumor size, aneurysm formation, and rupture[J]. Radiology, 2002, 225 (1): 78–82.

[10] 向玲玲，吴晶涛，郜言坤等. 增强 CT 影像组学鉴别小肾癌与乏脂肪血管平滑肌脂肪瘤的价值 [J]. 肿瘤影像学，2021,30(3):185–190.

[11] 赵小芳，于志鹏，赵长秀等. 乏脂性血管平滑肌脂肪瘤与小肾癌的 CT 鉴别诊断价值 [J]. 现代医用影像学，2021, 30(10):1838–1841.

[12] 钟键，金正贤，卞卫星. 螺旋 CT 扫描在乏脂肪肾错构瘤、小肾癌的鉴别诊断中的应用价值研究 [J]. 国际泌尿系统杂志，2016, 36(3): 363–366.

[13] 黄裕存，黄胜福，陆少范等. CT 形态学特征鉴别乏脂质血管平滑肌脂肪瘤和肾细胞癌 [J]. 中国 CT 和 MRI 杂志，2020, 18(6): 107–109.

[14] 韩金花，丁霞，赵霞等. 肾透明细胞癌与肾嗜酸细胞腺瘤的 CT 鉴别诊断 [J]. 医学影像学杂志，2022, 1: 107–110.

[15] 马丽娅，胡道予，李佳丽等. 小肾嗜酸细胞腺瘤的 CT 增强表现及与小肾透明细胞癌的鉴别 [J]. 放射学实践，2018, 7: 731–736.

[16] 尚燕宁，蔡丰，任安等．CT 相对强化比值鉴别肾嗜酸性细胞瘤与肾透明细胞癌的应用价值 [J]. 放射学实践，2016, 2: 159–162.

[17] 潘纪戍，任继宽，杨佐智．驼峰肾 (附 4 例报告)[J]. 临床放射学杂志，1985, 5: 266–267.

（邹玉坚　许达生　李建鹏　彭秋霞　王刚）

第 2 节　少血供小肾癌 CT 鉴别诊断

正如本书第 2 章小肾癌 CT 相关的解剖与病理改变，以及第 3 章小肾癌 CT 表现中所述，远离丰富血供肾浅表肾单位的常见小肾癌中，嫌色细胞小肾癌和集合管小肾癌都是血供偏少的小肾癌，乳头状小肾细胞癌也可表现为少血供（详见第 3 章第 2 节）。由于小的肾集合管癌是囊实性为主的病变（详见第 3 章第 4 节），因此本节少血供小肾癌 CT 鉴别诊断，主要分析以实性为主要表现的乳头状小肾细胞癌和嫌色细胞小肾癌，以及它们与肾透明细胞小肾癌的 CT 鉴别诊断。在分析 CT 鉴别诊断之前，有必要再回顾一下乳头状小肾细胞癌和嫌色细胞小肾癌的 CT 表现。

由于乳头状肾细胞癌既可始发于近曲小管（与血供丰富的浅表肾单位连通），也可始发于远曲小管（偏离血供丰富的浅表肾单位）。因此，始发于上述血供偏少的远曲小管的乳头状肾细胞癌，CT 动态增强皮质期可表现为少血供（详见第 3 章第 2 节），这类少血供的乳头状肾细胞癌 CT 平扫多呈等或稍低密度，偏大的可呈混合密度，有的可见点状钙化。动态增强的皮质期轻度强化，强化密度等于或低于肾髓质的强化密度。皮质期—实质期—肾盂期病灶呈持续性轻—中度强化，肾盂期强化密度未降低或出现延迟强化。嫌色细胞小肾癌多始发于肾皮质，部分始发于肾髓质。CT 平扫呈等或等低混合密度，少数为稍高密度。增强扫描皮质期嫌色细胞小肾癌呈均匀性强化，强化密度多等于或低于肾髓质，少数高于肾髓质但低于

肾皮质强化密度。实质期肿瘤持续强化，肾盂期肿瘤强化密度多降至低于皮质期或(和)实质期的强化密度。

从 CT 鉴别诊断的角度看，以实性为主的少血供乳头状小肾细胞癌、嫌色细胞小肾癌和肾透明细胞小肾癌相互之间的鉴别，可参考以下 CT 表现进行分析：

（1）肾透明细胞小肾癌 CT 增强皮质期肿瘤可出现多个迂回曲折线条样强化，而嫌色细胞小肾癌无这种强化表现。

（2）肾透明细胞小肾癌动态增强从皮质期—实质期—肾盂期，肿瘤以"快进快出"强化为特征，而少血供乳头状小肾细胞癌动态增强无此表现（肾盂期病灶强化密度不但不降低，部分患者肾盂期病灶还出现延迟强化）。

（3）少血供乳头状小肾细胞癌动态增强皮质期强化密度等于或低于肾髓质的轻度强化表现，与肾透明细胞小肾癌动态增强皮质期强化密度高于肾髓质至等于或高于肾皮质的强化密度并呈　"快进快出"的动态强化特征明显不同。

（4）嫌色细胞小肾癌，CT 增强皮质期肿瘤强化密度多呈等于或低于肾髓质，少数呈高于肾髓质但低于肾皮质强化密度，这与动态增强皮质期强化密度可达到等于或高于肾皮质强化密度的那些肾透明细胞小肾癌明显不同。

（5）嫌色细胞小肾癌肾盂期肿瘤强化密度下降至低于皮质期或（和）实质期的强化密度的征象，与少血供乳头状小肾细胞癌肾盂期强化密度不但不降低，有的可

延迟强化的表现明显不同。

（6）必须指出，肾透明细胞小肾癌部分病例，动态增强扫描皮质期肿瘤强化密度可出现仅高于肾髓质而未达到等于肾皮质强化密度，且肾盂期肿瘤强化密度又下降的表现。此类表现的肾透明细胞小肾癌，CT 上与嫌色细胞小肾癌不易鉴别。但动态增强扫描皮质期，肿瘤强化密度已等于或高于肾皮质强化密度的肾透明细胞小肾癌，与嫌色细胞小肾癌仍可通过 CT 鉴别。

由此可见，以实性为主的少血供乳头状小肾细胞癌与嫌色细胞小肾癌之间、乳头状小肾细胞癌和嫌色细胞小肾癌与肾透明细胞小肾癌之间的 CT 鉴别，多数病例都并不困难。但与以下将分析的其他少血供肾肿瘤和肾病变的鉴别却并不容易。

一、与后肾腺瘤鉴别

临床上众多的肾脏少血供病变中，后肾腺瘤（metanephric adenoma, MA）可出现肾盂期延迟强化的征象。因此，乳头状小肾细胞癌动态增强肾盂期病灶出现的延迟强化表现，应与后肾腺瘤鉴别。由于后肾腺瘤是良性病变，故鉴别诊断更为重要。在分析后肾腺瘤肾盂期延迟强化征象之前，先介绍有关后肾腺瘤分类的演变过程和相关知识。

1998 年 Mostofi 等制定的 WHO 肾肿瘤组织分类中，肾腺瘤分类是乳头状腺瘤、嗜酸细胞腺瘤和后肾腺瘤。2004 年 WHO 公布的肾肿瘤组织分类取消了 1998 年 Mostofi 等制定的 WHO 中有关的肾腺瘤分类。WHO 肾肿瘤分类（2016 年 /2022 年）中将乳头状腺瘤、嗜酸细胞腺瘤和后肾肿瘤都归为肾肿瘤，其中后肾肿瘤再分为后肾腺瘤、后肾腺纤维瘤和后肾间质瘤，其中后肾腺瘤最为常见（图 4.2.1）。

后肾腺瘤可以发生于任何年龄，最常见于 50~60 岁，以中年女性多见（平均年龄 48.6 岁）。Arroyo 等报道，最小年龄仅 5 个月，最大 83 岁，男女发病率之比为 1:2。儿童的病灶多大于 2 cm，且可有囊变。大多数患者无明显症状及体征，多由体检或意外发现而就诊，少数患者可出现腹痛、腰背部不适，肉眼或镜下血尿，可扪及肿块且有尿路感染等。症状缺乏特异性，常被误诊为肾癌。文献报道约 10% 的患者可见红细胞增多症，原因可能与后肾腺瘤细胞可产生并分泌促红细胞生成素及其他多种细胞因子有关。一些患者可出现血压升高的症状，肿瘤切除后血压恢复正常。

临床上通常认为后肾腺瘤是肾脏良性肿瘤，预后良好，术后长期随访基本无复发和转移，行单纯肿块切除术或肾切除术后即可达到治愈目的。但国内学者报道了 2 例肿瘤中出现灶性肾腺癌成分，还有文献报道后肾腺瘤发现淋巴结转移。以上报道是否提示后肾腺瘤存在不确定性的生物学行为，有待于进一步更细致的病理研究。因此，后肾腺瘤术后应对患者密切随访观察。

病理上后肾腺瘤是发生于肾皮质肾小管的肿瘤。大体表现为肿瘤位于肾皮质，直径为 0.3~15.0 cm；肿瘤形态规则，呈圆形或类圆形，常突出于肾脏表面，边界清楚无浸润，可有包膜；切面呈实性灰白或灰红色，可有囊性变、出血及坏死，少数可见钙化。

光镜下可见瘤细胞非常丰富，排列紧密，瘤细胞为圆形，小且一致，呈密集小管状、腺泡状、实性巢状排列。在一些稍大的腔隙内，细胞堆积成似新生儿肾小球的球形团块和花蕾样等结构，这两种特殊形态是后肾腺瘤独特的组织结构。胞质淡染，核圆形、深染，核仁不明显，无异型性，无核分裂象或核分裂象少见。有的肿瘤可出现坏死、少量沙砾体和骨小梁。

电镜下见瘤细胞不成熟。大小基本一致，胞质内细胞器稀少，上皮细胞腔面有微绒毛，肿瘤性小管周围有较为丰富的基底膜围绕。免疫组织化学检查，多数病例 wT-1、波形蛋白呈阳性，有研究者提出 AMACR 染色可作为后肾腺瘤鉴别诊断的重要指标，其在后肾腺瘤中多呈阴性。

后肾腺瘤 CT 表现：平扫肿瘤呈等或稍高密度的结节状病变，密度均匀或有稍低密度区，边界清楚，最大径 1~5 cm。动态增强皮质期、实质期和肾盂期肿瘤多为持续性轻至中度强化，强化密度高于或等于肾髓质，低于肾皮质强化密度；肾盂期可出现延迟强化。

通过分析 20 例手术病理证实的后肾腺瘤 CT 表现并结合相关文献，笔者认为以下 3 项 CT 征象是提示后肾腺瘤的重要特征（图 4.2.2 ~ 图 4.2.5）：

分类　　名称	分类　　名称
肾肿瘤	主要见于成人的间叶性肿瘤
肾透明细胞癌	平滑肌肉瘤
低度恶性潜能的多房囊性肾细胞肿瘤	血管肉瘤
乳头状肾细胞癌	横纹肌肉瘤
遗传性平滑肌瘤和肾细胞癌相关性肾细胞癌	骨肉瘤
嫌色细胞肾细胞癌	滑膜肉瘤
集合管癌	尤文肉瘤
肾髓质癌	血管平滑肌脂肪瘤
MiT 家族易位性肾细胞癌	上皮样血管平滑肌脂肪瘤
琥珀酸脱氢酶 B 缺陷肾细胞癌	平滑肌瘤
黏液性管状和梭形细胞癌	血管瘤
管状囊性肾细胞癌	淋巴管瘤
获得性囊性肾疾病相关性肾细胞癌	血管母细胞瘤
透明细胞乳头状肾细胞癌	肾小球旁器细胞瘤
末分类的肾细胞癌	肾髓质间质细胞瘤
乳头状腺瘤	神经鞘瘤
肾嗜酸细胞瘤	孤立性纤维性肿瘤
后肾肿瘤	混合型上皮和间质肿瘤
后肾腺瘤	囊性肾瘤
后肾腺纤维瘤	混合性上皮和间质肿瘤
后肾间质肿瘤	神经内分泌肿瘤
儿童肾母细胞瘤样囊性瘤	高分化神经内分泌肿瘤
肾源性残余	大细胞性神经内分泌癌
肾母细胞瘤	小细胞性神经内分泌癌
囊性部分分化的肾母细胞瘤	嗜铬细胞瘤
儿童囊性肾瘤	其他肿瘤
间叶肿瘤	肾造血系统来源肿瘤
主要见于儿童的间叶性肿瘤	生殖细胞肿瘤
透明细胞肉瘤	转移性肿瘤
横纹肌样瘤	
先天性中胚层细胞肾瘤	
婴儿骨化性肾肿瘤	

图 4.2.1　WHO 肾肿瘤组织分类（2016 年）

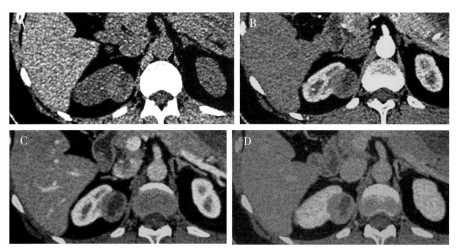

图 4.2.2 手术病理证实后肾腺瘤。A. 平扫。B. 皮质期。C. 实质期。D. 肾盂期

（1）动态增强扫描的肾盂期出现延迟强化（20 例中 14 例）。

（2）瘤周出现未强化的低密度弧形纤维包膜（20 例中 10 例）。

（3）瘤小而有坏死灶（20 例中 11 例小于 3 cm，其中 8 例有坏死灶）。

笔者在临床工作中将上述 3 个 CT 征象分别组成两个诊断"套餐"，与肾癌进行对比更能提高诊断效果。

资料显示，由于常见的肾透明细胞癌、乳头状肾细胞癌、肾嫌色细胞癌和肾集合管癌，同一病例少有同时出现肾盂期延迟强化和瘤周弧形纤维包膜的征象。因此，同时出现肾盂期延迟强化和瘤周弧形纤维包膜，是术前提示存在后肾腺瘤的诊断"套餐"之一（图 4.2.3~ 图 4.2.6）。

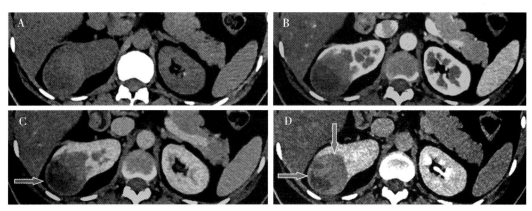

图 4.2.3 手术病理证实后肾腺瘤。A. 平扫。B. 皮质期，强化密度低于肾皮质。C. 实质期，纤维包膜。D. 肾盂期，延迟强化

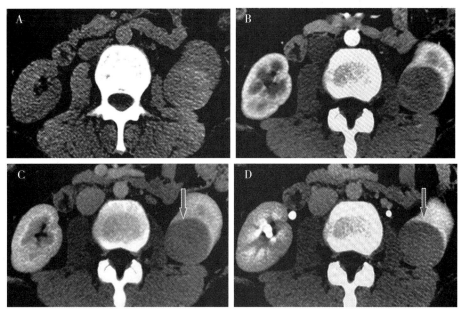

图 4.2.4 手术病理证实后肾腺瘤。A. 平扫。B. 皮质期。C. 实质期，可见纤维包膜。D. 肾盂期，延迟强化

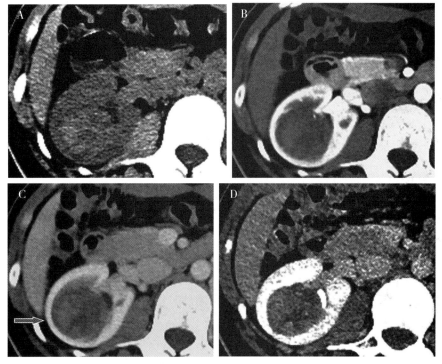

图 4.2.5 手术病理证实后肾腺瘤。A. 平扫。B. 皮质期。C. 实质期，可见纤维包膜。D. 肾盂期，延迟强化

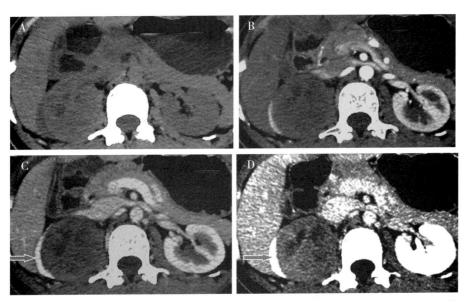

图4.2.6 手术病理证实后肾腺瘤。A.平扫。B.皮质期。C.实质期，可见纤维包膜。D.肾盂期，延迟强化

本组肿瘤小于3 cm的共11例，其中8例瘤内可见小的缺血坏死灶，8例中缺血坏死灶位于瘤边或瘤内的各占4例。这种瘤小而有坏死灶，尤其是坏死灶位于瘤边的CT表现，在常见小的肾透明细胞癌、乳头状肾细胞癌和肾嫌色细胞癌中少有见到。因此，瘤小有坏死灶并有肾盂期延迟强化的CT表现，是术前提示存在后肾腺瘤的诊断"套餐"之二（图4.2.7~图4.2.10）。

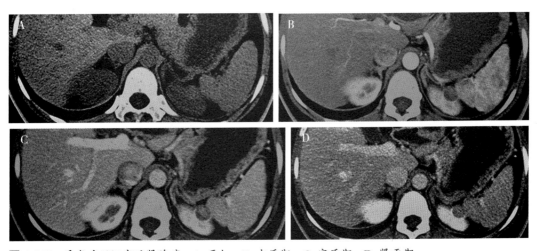

图4.2.7 手术病理证实后肾腺瘤。A.平扫。B.皮质期。C.实质期。D.肾盂期

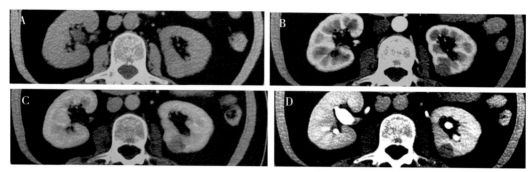

图 4.2.8　A. 平扫。B. 皮质期。C. 实质期。D. 肾盂期

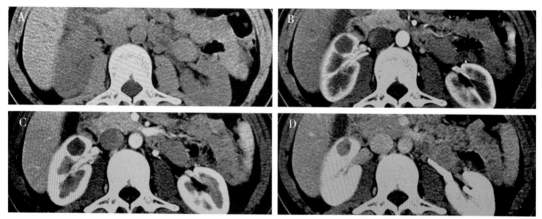

图 4.2.9　A. 平扫。B. 皮质期。C. 实质期。D. 肾盂期

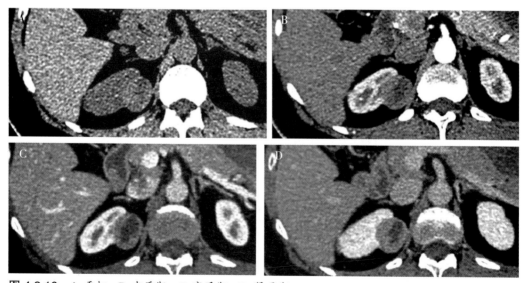

图 4.2.10　A. 平扫。B. 皮质期。C. 实质期。D. 肾盂期

瘤小有缺血坏死灶且肾盂期延迟强化，病理证实后肾腺瘤（图 4.2.11~ 图 4.2.13）。

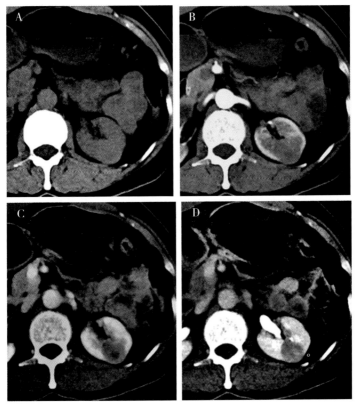

图 4.2.11　A. 平扫。B. 皮质期。C. 实质期。D. 肾盂期，延迟强化

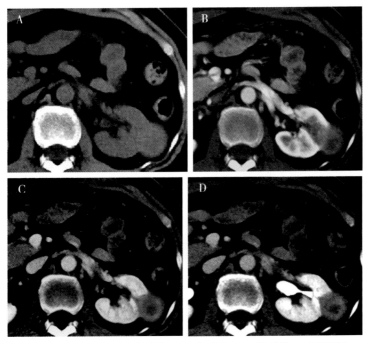

图 4.2.12　A. 平扫。B. 皮质期。C. 实质期。D. 肾盂期，延迟强化

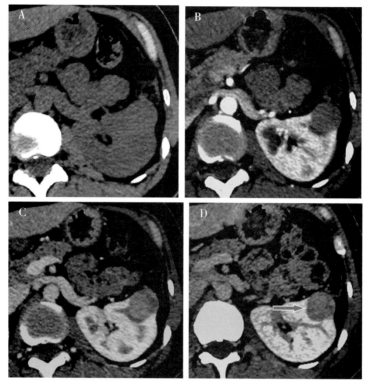

图 4.2.13　A. 平扫。B. 皮质期。C. 实质期。D. 肾盂期，延迟强化

　　小的后肾腺瘤与小的肾透明细胞癌、乳头状肾细胞癌和肾嫌色细胞癌缺血坏死区对比，后肾腺瘤瘤小而有缺血坏死区，且肾盂期延迟强化（图 4.2.14）。

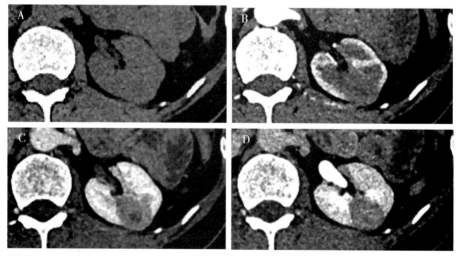

图 4.2.14　手术病理证实左侧后肾腺瘤，瘤小而有缺血坏死区，且肾盂期延迟强化。A. 平扫。B. 皮质期。C. 实质期。D. 肾盂期

病理证实肾透明细胞癌，瘤小而有缺血坏死区，但肾盂期无延迟强化（图4.2.15）。

手术病理证实肾嫌色细胞癌，瘤小极少发生缺血坏死区（图4.2.16）。

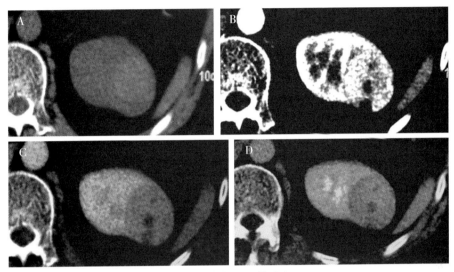

图4.2.15 A.平扫。B.皮质期。C.实质期。D.肾盂期

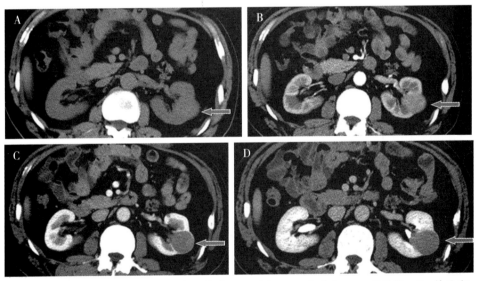

图4.2.16 手术病理证实嫌色细胞小肾癌。A.平扫。B.皮质期。C.实质期。D.肾盂期

病理证实乳头状肾细胞癌，瘤小且极 少有缺血坏死区（图 4.2.17）。

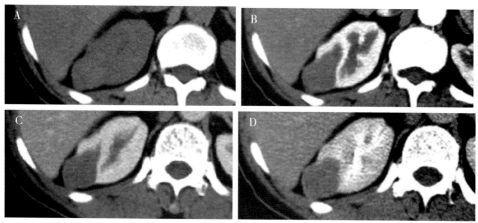

图 4.2.17　A. 平扫。B. 皮质期。C. 实质期。D. 肾盂期

后肾腺瘤少数病例可见钙化（本组见 3 例）。CT 平扫钙化可位于肿瘤中心，也可位于肿瘤周边。钙化形态呈斑点状或（和）线条状。由于病理上钙化的后肾腺瘤内有不同程度的纤维瘢痕组织，动态增强扫描时肿瘤非钙化部分可有程度不一的轻至中度强化，也可不强化而呈线条状低密度影表现（图 4.2.18～图 4.2.20）。由于病例太少，文献报道也较少，难以说明钙化的后肾腺瘤是否具有特征性。

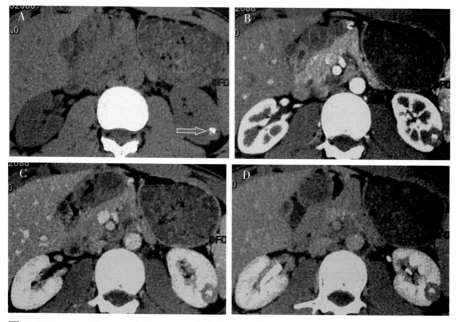

图 4.2.18　A. 平扫。B. 皮质期。C. 实质期。D. 肾盂期

病理证实后肾腺瘤（图 4.2.18 病例）：左肾肿物为灰黄色组织，大小为 2.7 cm×2.2 cm×1.5 cm，切面见一大小约为 2.4 cm× 2 cm×1 cm 的结节，灰黄色实性、质中，中心可见瘢痕（图 4.2.18）。

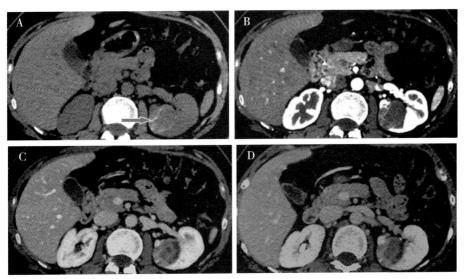

图 4.2.19 A. 平扫。B. 皮质期。C. 实质期。D. 肾盂期，不强化的线条状低密度

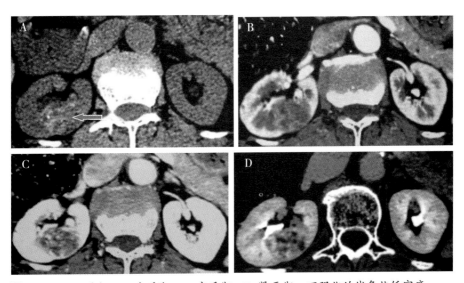

图 4.2.20 A. 平扫。B. 皮质期。C. 实质期。D. 肾盂期，不强化的线条状低密度

后肾腺瘤增大后可出现大范围坏死囊变，与增大后坏死囊变的乳头状肾细胞癌、肾嫌色细胞癌，以及部分肾透明细胞癌都难以鉴别（图 4.2.21~图 4.2.24）。

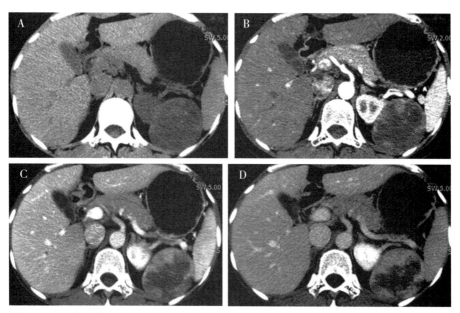

图 4.2.21 手术病理证实后肾腺瘤。A. 平扫。B. 皮质期。C. 实质期。D. 肾盂期

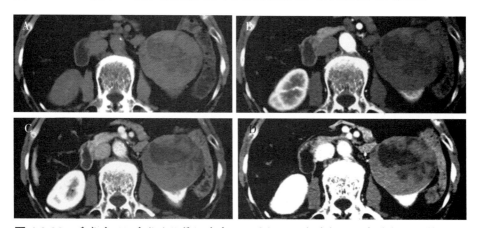

图 4.2.22 手术病理证实乳头状肾细胞癌。A. 平扫。B. 皮质期。C. 实质期。D. 肾盂期

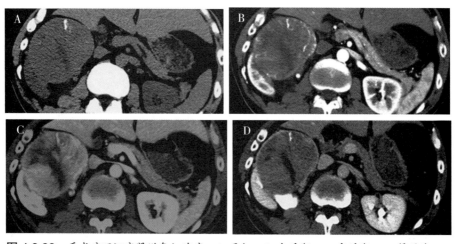

图 4.2.23 手术病理证实肾嫌色细胞癌。A. 平扫。B. 皮质期。C. 实质期。D. 肾盂期

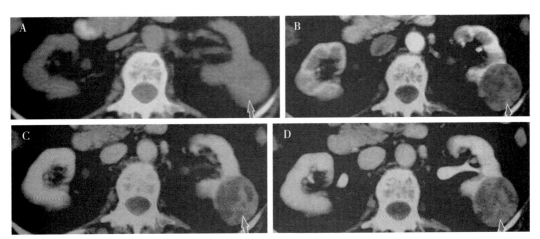

图 4.2.24 手术病理证实肾透明细胞癌。A. 平扫。B. 皮质期。C. 实质期。D. 肾盂期

二、与肾素瘤鉴别

肾素瘤（reninproduing tumor）又称球旁细胞瘤（juxtaglomerular cell tumor），来源于肾小球入球小动脉旁细胞。因在 CT 动态增强扫描呈少血供表现，故与少血供的肾嫌色细胞癌和少血供的乳头状肾细胞癌之间应进行鉴别。

肾素瘤是罕见良性肿瘤，1967 年由 Robertson 首次报道。常为单发的圆形或椭圆形、直径 1~3 cm 结节。肿瘤细胞质内含有大量梭形结晶的前肾素，以及菱形、圆形结晶的肾素颗粒。

本病常见于青年，女性较男性多见。由于肿瘤分泌大量肾素，因此常引起患者严重高血压、低血钾和碱中毒等相关临床表现。实验室检查以血浆肾素升高、醛固酮增多和低血钾为特征。

肾素瘤 CT 平扫多呈等密度，动态增强扫描各期肿瘤呈持续性轻度强化，强化密度呈与肾髓质相似但低于肾皮质强化密度的少血供肿瘤表现（图 4.2.25）。临床上单凭以上 CT 表现，与少血供的肾嫌色细胞癌和少血供的乳头状肾细胞癌都很难鉴别。但是，如果结合上述肾素瘤的临床表现和实验室检查结果，诊断则并不困难。

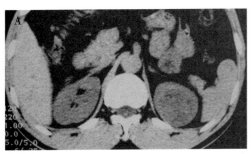
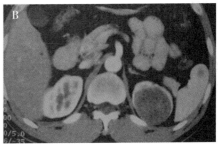

图 4.2.25 手术病理证实肾素瘤。A. 平扫。B. 皮质期

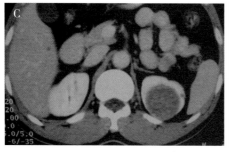
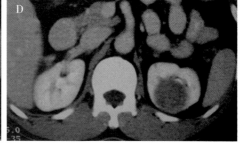

图4.2.25（续）　C. 实质期。D. 肾盂期

三、与少血供少脂肪的肾血管平滑肌脂肪瘤鉴别

　　肾血管平滑肌脂肪瘤主要由血管、平滑肌和脂肪组织所组成。由于以上血管、平滑肌和脂肪组织的组成比例因人而异，少数患者的瘤内血管和脂肪成分都较少，导致CT动态增强扫描皮质期—实质期—肾盂期肿瘤呈持续性轻度强化的少血供表现（图4.2.26）。故应与少血供的肾嫌色细胞癌和少血供的乳头状肾细胞癌进行鉴别。临床上单凭以上CT表现，与少血供的肾嫌色细胞癌和少血供的乳头状肾细胞癌都很难鉴别。

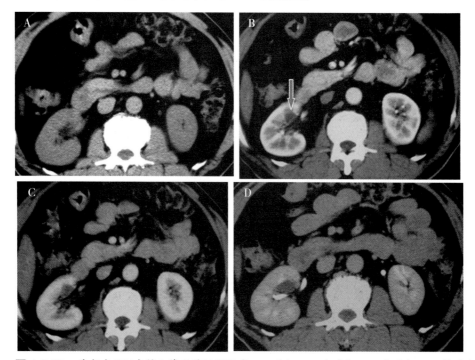

图4.2.26　手术病理证实肾血管平滑肌脂肪瘤。A. 平扫。B. 皮质期。C. 实质期。D. 肾盂期

四、与增殖性肾结核鉴别

　　增殖性肾结核病变主要为结核性肉芽组织，故CT平扫病变为稍高密度，形态多呈三角形。动态增强各期病变呈持续性轻至中度强化，强化形态仍保持三角形（图4.2.27，图4.2.28）。病变形态为三角形是其与少血供肾嫌色细胞癌和少血供乳头状肾细胞癌鉴别的重要依据。

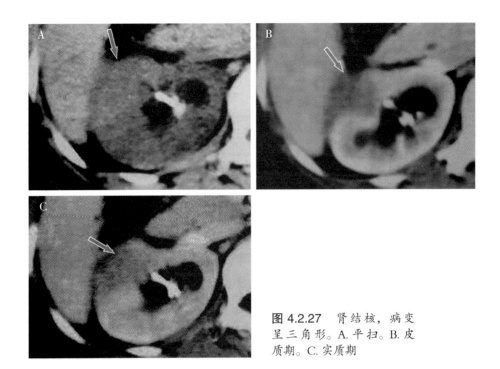

图 4.2.27 肾结核，病变呈三角形。A. 平扫。B. 皮质期。C. 实质期

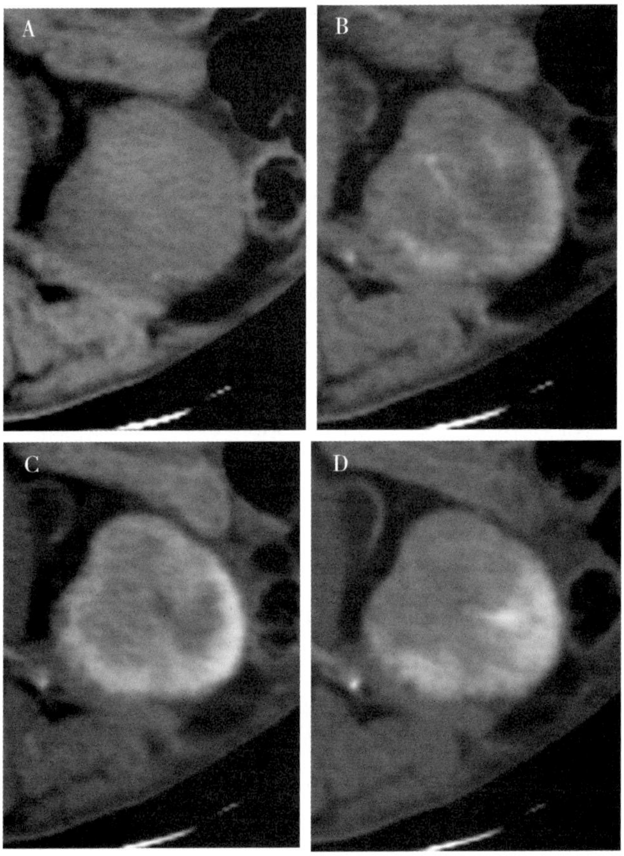

图 4.2.28 肾结核。A. 平扫。B. 皮质期。C. 实质期。D. 肾盂期

五、与局灶性肾梗死鉴别

局灶性肾梗死是指肾动脉的分支阻塞，导致局灶性肾实质缺血坏死。CT平扫呈稍低密度，动态增强扫描皮质期—实质期—肾盂期病灶都无强化（图4.2.29~图4.2.31）。本病以病变同时波及肾皮质和肾髓质，使病变轮廓呈梯形或三角形、病灶无强化和占位表现，来与少血供的肾嫌色细胞癌和少血供的乳头状肾细胞癌进行鉴别。

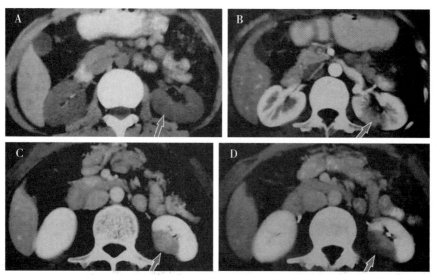

图4.2.29 手术病理证实肾梗死。A. 平扫。B. 皮质期。C. 实质期。D. 肾盂期

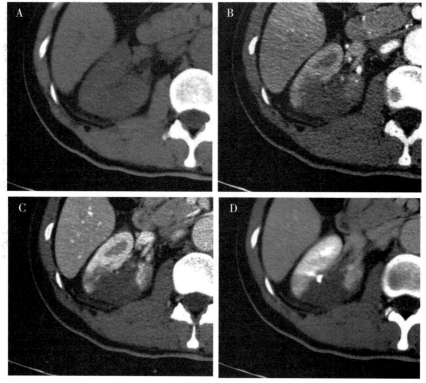

图4.2.30 手术病理证实肾梗死。A. 平扫。B. 皮质期。C. 实质期。D. 肾盂期

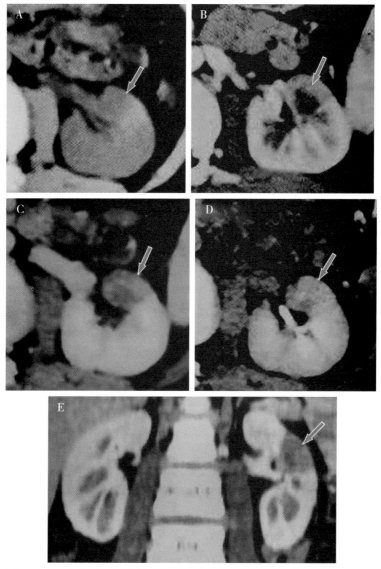

图 4.2.31　手术病理证实肾梗死。A. 平扫。B. 皮质期。C. 实质期。D. 肾盂期。
E. 冠状位重建

六、与肾子宫内膜异位症鉴别

　　肾子宫内膜异位症是女性月经期间子宫内膜组织通过血行转移到肾的病变，病因未明。异位的肾内子宫内膜随月经周期，出现反复的增生、脱落出血，以及病变周围肌纤维组织增生并形成肾的异位子宫内膜结节。

　　CT 平扫病变呈等、低混合密度。增强扫描各期病变呈轻至中度强化，密度不均，边界大致清楚但不光滑。灶内可见不同月份经血所形成的多种密度的细小囊性病灶，以及轻度强化的肌纤维组织增生结节（图 4.2.32）。以上 CT 表现必须密切结合临床表现来进行诊断。

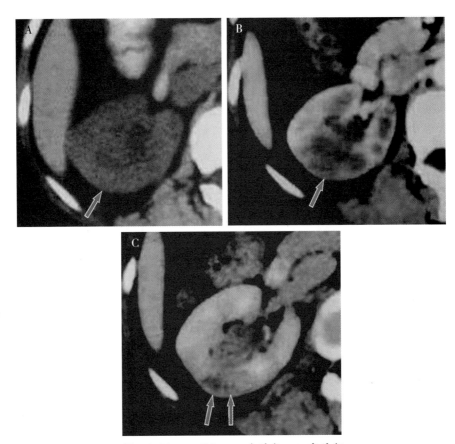

图 4.2.32　A. 平扫。B. 皮质期。C. 实质期

七、与局灶性肾炎鉴别

　　局灶性肾炎的非急性期，病变可呈结节性改变。CT 平扫病变呈等或稍低密度，边界不清，增强扫描各期轻度强化（图 4.2.33）。单凭 CT 表现与少血供小肾癌难以鉴别。

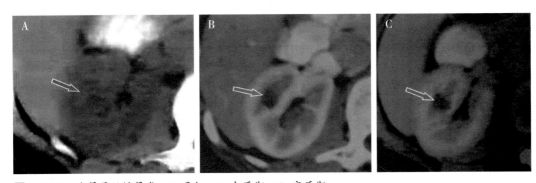

图 4.2.33　右肾局灶性肾炎。A. 平扫。B. 皮质期。C. 实质期

八、与氯胺酮（K 粉）引起的肾乳 头坏死鉴别

氯胺酮引起的腹部器官损害，目前发现的主要是在泌尿系统和肝胆系统。这是由于氯胺酮 70%~90% 在肝内代谢，经尿液排泄。代谢过程中胆汁、尿液中所含的氯胺酮及其代谢产物，都对肝胆管系统和泌尿系统形成长时间的刺激，从而导致上述腹部器官的损害。肾乳头坏死是氯胺酮（K 粉）对肾的常见损害之一（图 4.2.34，图 4.2.35）。

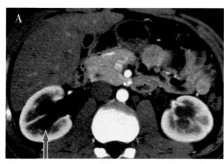
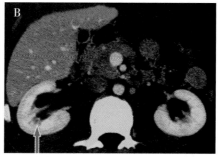

图 4.2.34　A. 皮质期。B. 实质期，肾乳头坏死多在肾实质期才显示

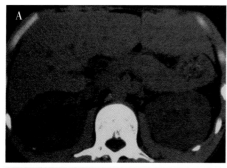
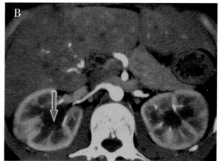
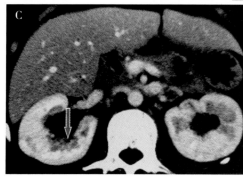

图 4.2.35　A. 平扫。B. 皮质期。C. 实质期

由于氯胺酮引起的肾乳头坏死 CT 征象可同时与肾实质的缺血、坏死一起出现（图 4.2.36）。CT 这种表现常提示存在氯胺酮相关性肾损害的可能。

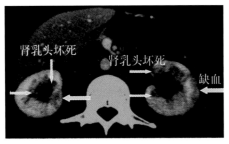 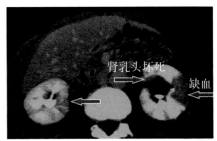

图 4.2.36 A. 实质期。B. 肾盂期

拓展阅读

[1] 杨瑜，王惠君，毛全宗，等 . 泌尿系统恶性肿瘤副肿瘤综合征的临床特点及意义 [J]. 中华医学杂志 ,2010, 90(48):4.

[2] 梁博，姜明东，刘军，等 . 2 例后肾腺瘤的临床诊治及特征分析 [J]. 医药前沿 , 2017, 7(25):3.

[3] 司志真，于婷婷，孙苇涵，等 . 后肾腺瘤 1 例 [J]. 实用放射学杂志 ,2017,53(4): 389–389.

[4] Robertson PW, Klidjian A, Harding LK, et al. Hypertension due to a rennin-secreting renal tumour[J]. Am J Med,1967,43(6):963–976.

[5] Moch H, Cubilla A L, Humphrey P A, et al. The 2016 WHO Classification of Tumours of the Urinary System and Male Genital Organs-Part A: Renal, Penile, and Testicular Tumours[J]. Eur Urol, 2016,70(1):93–105.

[6] Arroyo MR, Green DM, Perlman E J, et al. The spectrum of metanephric adenofibroma and related lesions: Clinicopathologic study of 25 cases from the National Wilms tumor study Group Pathology Center[J]. The American journal of surgical pathology, 2001,25(4):433–444.

[7] Zhang L, Gao X, Li R, et al. Experience of diagnosis and management of metanephric adenoma: retrospectively analysis of 10 cases and a literature review[J]. Transl Androl Urol, 2020,9(4):1661–1669.

[8] 张晓光，徐勇，张淑敏，等 . 6 例后肾腺瘤的临床与病理学特点分析 [J]. 中国肿瘤临床 , 2008(17):984–987.

[9] 游雪叶，钟山，陈细良，等 . 后肾腺瘤临床病理学特征观察 [J]. 中国组织化学与细胞化学杂志 , 2021,30(5):467–471.

[10] Paner G P, Turk T M, Clark J I, et al. Passive seeding in metanephric adenoma: a review of pseudometastatic lesions in perinephric lymph nodes[J]. Arch Pathol Lab Med, 2005,129(10):1317–1321.

[11] Zhu Q, Zhu W, Wu J, et al. The clinical and CT imaging features of metanephric adenoma[J]. Acta Radiol, 2014,55(2):231–238.

[12] 罗是是，王振平，陈集敏，等 . 后肾腺瘤的 CT 表现 [J]. 中国医学影像学杂志 , 2019,27(3):221–222, 224.

[13] 郑吟诗，高剑波，郭华 . 后肾腺瘤的 CT 诊断 [J]. 放射学实践 ,2011,26(4):439–441.

[14] 周全中，张体江，曾珍，等 . 后肾腺瘤的 CT、MRI 表现及其病理基础 [J]. 临床放射学杂志 , 2019,38(3):500–503.

[15] 刘凯丽，罗超然，陈倩，等 . 后肾腺瘤的 CT 和 MRI 表现 [J]. 中国医学影像学杂志 , 2022,30(12):1285–1289.

[16] 董从松，戴真煜，刘洋，等 . 肾球旁细胞瘤的 CT 诊断价值 [J]. 医学影像学杂志 , 2013,23(8):1247–1250.

[17] 岳振营，张波，郭晓红，等 . 肾脏球旁细胞瘤 6 例临床病理特征分析 [J]. 临床与实验病理学杂志 , 2020,36(8):928–931.

[18] 林洪静，张洁，吴剑敏，等 . 肾素瘤 1 例并文献复习 [J]. 中华高血压杂志 , 2022,30(7):695–699.

[19] 蒲玉洁 .IVP 联合 CT 诊断早期肾结核的临床应用价值 [J]. 甘肃科技 , 2017,33(22):104–105,118.

[20] 李曼，马旭东，范波，等 . CT 诊断肾结核的

应用及影像学表现研究 [J]. 影像研究与医学应用 ,2021,5(10):89-90.

[21] 阳昱恒 , 张黎 , 曾晓华 . 早期肾结核的 CT 诊断 [J]. 华南国防医学杂志 ,2006,20(3):39-40.

[22] 王立非 , 董道先 , 梁益贞 , 等 . 多层螺旋 CT 对肾梗死的诊断价值 [J]. 中国 CT 和 MRI 杂志 ,2009,7(4):75-77.

[23] 丁黎敏 , 徐文婷 , 郑兰芝 , 等 . 急性肾梗死 16 例诊治分析 [J]. 中华危重症医学杂志 (电子版),2018,11(6):412-414.

[24] 王欣梅 . 罕见部位子宫内膜异位症 2 例的 CT 误诊分析 [J]. 山西医药杂志 ,2013,42(4):469.

[25] 周秀秀 . 右肾子宫内膜异位症 1 例 [J]. 医学影像学杂志 , 2012,22(12):2148-2149.

[26] 李苏建 , 肖俊强 . 肾假性肿瘤的 CT 诊断与鉴别诊断 [J]. 医学研究生学报 ,2006, 9:788-792.

[27] 张克云 , 汪立娟 , 汪家骏 , 等 . 氯胺酮相关性肝胆、泌尿系统损害的 CT 诊断 [J]. 影像诊断与介入放射学 ,2011,20(5):340-343.

[28] 黄志扬 , 林俊雄 , 吴文峰 , 等 . 氯胺酮致泌尿系统损害 35 例临床分析 [J]. 山西医科大学学报 ,2011,42(4):346-348.

（邹玉坚　许达生　梁满球　叶耀江　王刚）

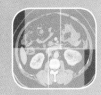

第 5 章
囊性小肾癌 CT 诊断

囊性小肾癌是指增强扫描的皮质期、实质期和肾盂期，小肾癌边缘虽有强化，但癌灶中央出现较大范围的低密度缺血坏死或囊性区。

第1节　囊性肾癌的来源

囊性肾癌约占肾癌的 10%~15%，由以下 3 种情况导致：①实性肾细胞癌的病灶内发生大范围坏死区或出血坏区死（图 5.1.1，图 5.1.2），因 CT 增强扫描时该区未强化而被称为囊性肾癌。笔者认为由于实性肾癌的坏死多是凝固性坏死，而不是液化性坏死。因此，这里的"囊性"是一种习惯性说法。②肿瘤生长过程中形成多个含液囊性病变，即多囊性囊性肾癌（图 5.1.3）。病理认为囊腔内面衬覆的肿瘤细胞几乎都是透明细胞。手术切除后 5 年生存率高达 90% 以上。因病变为多囊，故癌灶多数大于 3 cm，小的多囊性囊性肾癌较少。③肾囊肿囊壁发生癌变，病灶多数大于 3 cm（病理上认为单纯性肾囊肿 5% 含血性囊液，其中一半囊壁上可有乳头状癌）（图 5.1.4）。成年人多囊肾是不同部位集合管黏膜异常增生导致管腔狭窄，狭窄远侧集合管继而扩张所形成。这类人随年龄增大发生癌变的概率是普通人的 4~14 倍（图 5.1.5，图 5.1.6）。集合管异常增生的黏膜可能是癌变的病理基础。此外，多囊肾还特别容易合并颅内动脉瘤或颅内动脉瘤破裂。

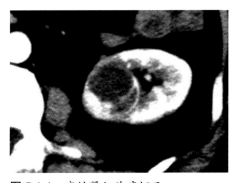

图 5.1.1　实性肾细胞癌坏死

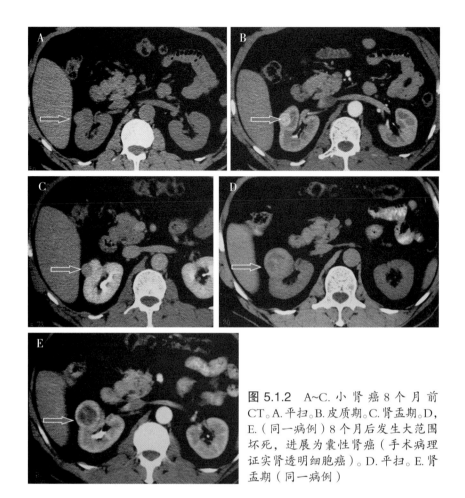

图 5.1.2　A~C. 小 肾 癌 8 个 月 前 CT。A. 平扫。B. 皮质期。C. 肾盂期。D, E.（同一病例）8 个月后发生大范围坏死，进展为囊性肾癌（手术病理证实肾透明细胞癌）。D. 平扫。E. 肾盂期（同一病例）

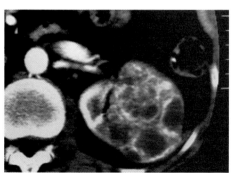

图 5.1.3　多囊性囊性肾癌

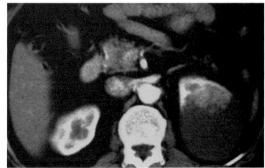

图 5.1.4　肾囊肿癌变（乳头状肾细胞癌）

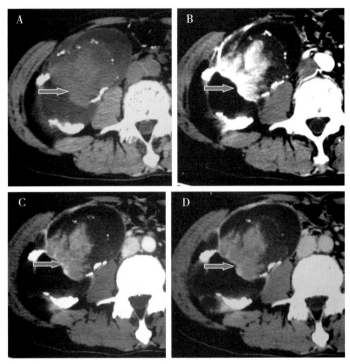

图 5.1.5 多囊肾癌变（箭头）。A. 平扫。B. 皮质期。C. 实质期。D. 肾盂期"

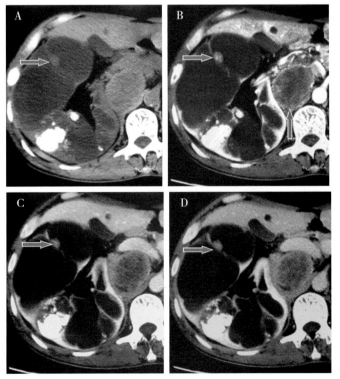

图 5.1.6 多囊肾癌变及肾门旁淋巴结转移（箭头）。A. 平扫。B. 皮质期。C. 实质期。D. 肾盂期"

一例患者 3 年前超声诊断为左肾囊肿（5 cm），1 年前超声复查发现左肾囊肿增大至 8 cm，并有实性病变，超声穿刺只抽出血性囊液，镜检未见癌细胞。手术病理证实左肾囊肿并乳头状肾细胞癌（图 5.1.7）。本例以上临床进展符合病理报道关于单纯性肾囊肿 5% 含血性囊液，其中一半囊壁上可有乳头状癌的观点。

本例手术前 CT 误诊为肾集合管癌。

回顾囊内多个小囊扎堆与大的囊实性肾集合管癌相似，但多个小囊扎堆和囊壁都无延迟强化，这与大的囊实性肾集合管癌明显不同。

大的囊实性肾集合管癌 CT 平扫和增强示多个小囊扎堆分布，小囊壁从皮质期—实质期—肾盂期呈渐进性强化密度增高和渐进性强化范围增大，肾盂期延迟强化（图 5.1.8；详见第 6 章第 4 节）。

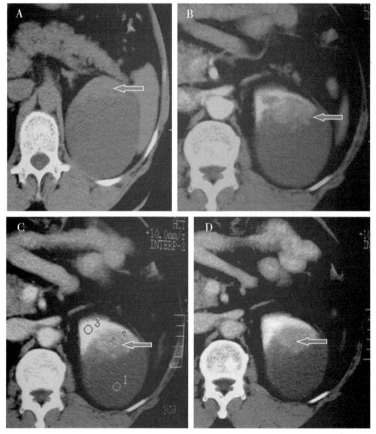

图 5.1.7 左肾囊肿并乳头状肾细胞癌。A. 平扫。B. 皮质期。C. 实质期。D. 肾盂期

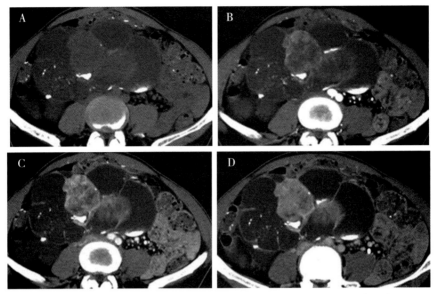

图 5.1.8　囊实性肾集合管癌。A. 平扫。B. 皮质期。C. 实质期。D. 肾盂期

第 2 节　囊性小肾癌 CT 表现

CT 平扫肿瘤多呈稍低密度单房、多房囊性病变，边界大多数清楚；或等密度的病变，边界不清楚。有的可见壁结节或囊内分隔。增强扫描的皮质期、实质期和肾盂期，囊性小肾癌边缘强化，但癌灶中央出现较大范围的低密度缺血坏死或囊性区。由于肿瘤边缘仍有不同程度的血供，故皮质期肿瘤边缘可以呈厚薄不均的强化，并可有强化的壁上小结节，其强化密度可高于正常肾皮质或肾髓质。实质期和肾盂期边缘强化密度降低至等于或低于正常肾实质的强化密度。囊壁和壁结节呈高密度强化的"快进快出"特征（图 5.2.1，图 5.2.2）。

临床实践证明，以上不同来源的囊性肾癌，在 CT 动态增强上分别有以下两种特征性表现：

（1）壁上结节呈"快进快出"或壁上结节和囊壁呈"快进快出"的动态强化特征。

（2）仅有局部囊壁或局部增厚的囊壁呈"快进快出"的动态强化特征（而无壁结节）。

囊性肾癌的壁结节是诊断的重要依据，但其形成包含两个同时进行的动态变化过程。一个是壁结节病理形态的动态变化过程，即从囊壁局部增厚—增厚的囊壁逐渐隆起—结节状隆起的囊壁动态增厚增高过程；另一个是局部囊壁血供的动态增多过程，即随着局部囊壁的癌细胞数量逐步增多，该部位囊壁强化密度也逐步增高。因此，影像诊断应重视囊壁局部增厚和囊壁局部密度增高这两个征象（因为两者都是壁结节的"前身"），只有这样才能在壁结节出现前或壁结节刚隆起，就及时提示已存在囊性肾癌（图 5.2.3）。

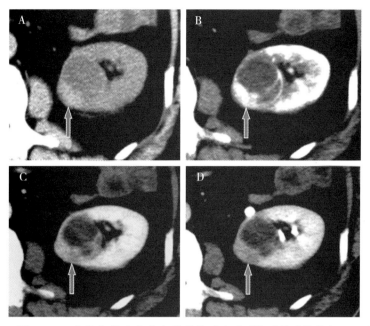

图 5.2.1 囊性小肾癌囊壁和壁结节强化呈"快进快出"特征。A. 平扫。B. 皮质期。C. 实质期。D. 肾盂期

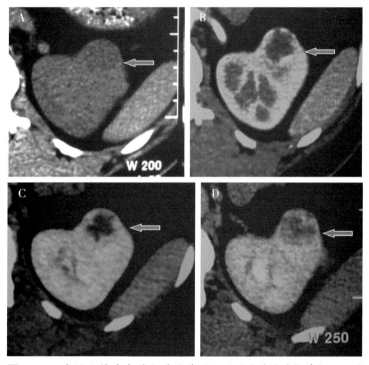

图 5.2.2 囊性小肾癌囊壁和壁结节强化呈"快进快出"特征。A. 平扫。B. 皮质期。C. 实质期。D. 肾盂期

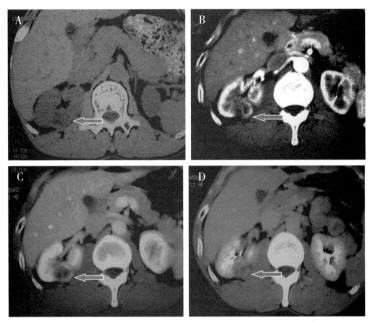

图 5.2.3 囊性小肾癌囊壁和壁结节强化呈"快进快出"特征。A. 平扫。B. 皮质期。C. 实质期。D. 肾盂期

囊性肾癌 CT 平扫和增强示囊壁局部增厚和强化密度局部增高,无壁结节,囊壁呈"快进快出"的动态强化特征(图 5.2.4)。

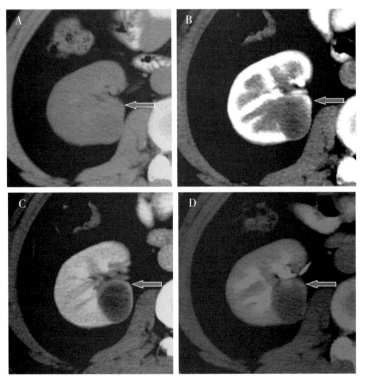

图 5.2.4 肾透明细胞癌坏死。A. 平扫。B. 皮质期。C. 实质期。D. 肾盂期

囊性肾癌 CT 平扫和增强示局部囊壁增厚与强化密度增高为主，囊壁"快进快出"强化表现而无壁结节（图 5.2.5）。

囊性肾癌 CT 平扫和增强示囊壁局部增厚和强化密度局部增高并刚隆起的壁结节，壁结节呈"快进快出"动态强化（图 5.2.6）。

囊性肾癌 CT 平扫和增强示钙化的囊壁无强化，增厚的囊壁和壁结节呈"快进快出"动态强化（图 5.2.7）。

小的多囊性囊性肾癌增大后 CT 平扫和增强示增厚的囊壁和壁结节呈"快进快出"动态强化（图 5.2.8）。

小的多囊性囊性肾癌增大后 CT 平扫和增强示钙化的囊壁无强化，增厚的囊壁和壁结节呈"快进快出"动态强化（图 5.2.9）。

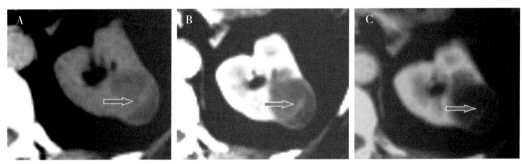

图 5.2.5 囊性肾癌。A. 平扫。B. 皮质期。C. 实质期

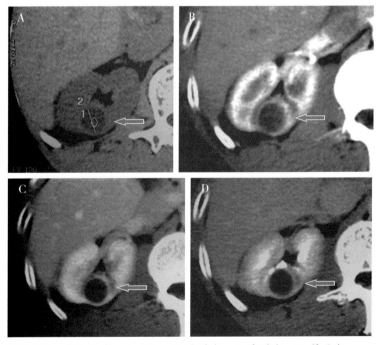

图 5.2.6 囊性肾癌。A. 平扫。B. 皮质期。C. 实质期。D. 肾盂期

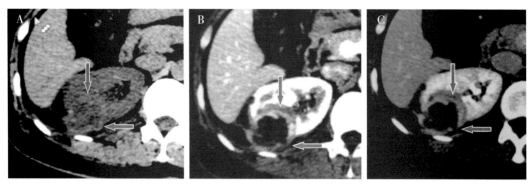

图 5.2.7　囊性肾癌。A. 平扫。B. 皮质期。C. 肾盂期

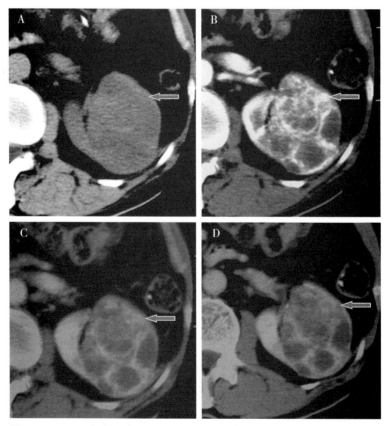

图 5.2.8　小的多囊性囊性肾癌增大后 CT 表现。A. 平扫。B. 皮质期。C. 实质期。D. 肾盂期

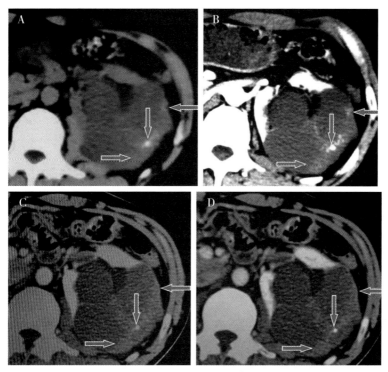

图5.2.9 小的多囊性囊性肾癌增大后CT表现。A.平扫。B.皮质期。C.实质期。D.肾盂期

第3节 囊性肾癌 CT 鉴别诊断

一、与肾脓肿的鉴别

肾脓肿的边缘强化就是脓腔壁的强化，其形态较圆。病理上脓腔壁多为炎性肉芽组织，CT 增强扫描皮质期脓腔壁呈轻至中度强化、密度低于肾皮质的强化密度。实质期或（和）肾盂期脓腔壁持续强化。壁周有时可出现低密度水肿环（图5.3.1~图5.3.5），临床上有脓肿感染的表现。以上表现与囊性肾癌不同。

必须指出，由多房肾囊肿感染形成的肾脓肿，囊肿的房间壁可被感染破坏，破坏后留下的残端可形成壁上小突起，应与囊性肾癌或肾囊肿癌变的壁结节鉴别。二者不同之处是小突起就是突起并非结节（结节是隆起而不是突起），且小突起无"快进快出"的强化表现。如果囊壁周围有可见的低密度带或环，常提示是由感染引起的水肿形成（图5.3.6，图5.3.7）。

左肾多房性囊肿的房间壁被感染破坏后，留下的残端形成了壁上小突起，无"快进快出"的强化特点；囊壁周围有可见的低密度带（图5.3.8）。

右肾多房性囊肿的房间壁被感染破坏后，留下的残端形成了壁上小突起，无"快进快出"的强化特点（图5.3.9）。

由肾囊肿感染导致的肾脓肿可合并出血，附壁血块可假似壁上结节（图5.3.10）。应以附壁血块无强化与囊性肾癌壁上结节鉴别。

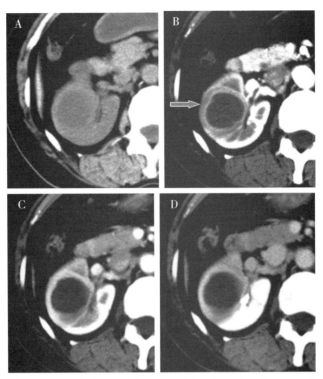

图 5.3.1　肾脓肿。A.平扫。B.皮质期,箭头示水肿环。C.实质期。D.肾盂期

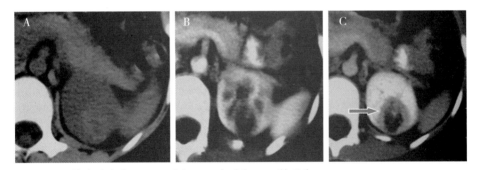

图 5.3.2　肾脓肿伴出血。A.平扫。B.实质期。C.肾盂期

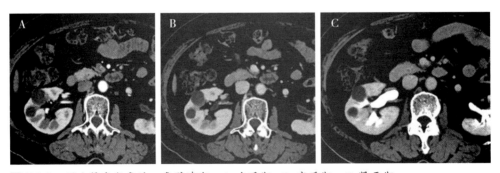

图 5.3.3　原右肾多发囊肿,囊壁清晰。A.皮质期。B.实质期。C.肾盂期

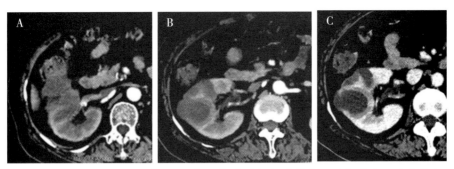

图 5.3.4 与 5.3.3. 为同一病例，2 年后囊肿增大合并感染，形成脓肿，脓肿壁均匀增厚，延迟强化，内壁光整。A. 皮质期。B. 皮质期连续层面。C. 实质期

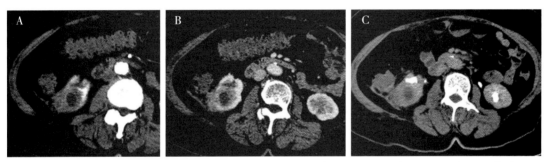

图 5.3.5 右肾脓肿，脓肿壁环形强化，内壁光整，肾周见渗出及筋膜增厚。A. 皮质期。B. 实质期。C. 肾盂期

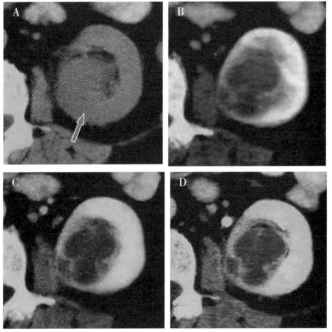

图 5.3.6 左肾囊肿合并感染，部分房间壁被感染破坏，形成壁上小突起。A. 平扫。B. 皮质期。C. 实质期。D. 肾盂期

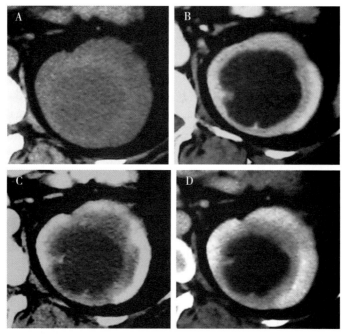

图 5.3.7　左肾囊肿合并感染，全部房间壁被感染破坏，形成壁上小突起。A. 平扫。B. 皮质期。C. 实质期。D. 肾盂期

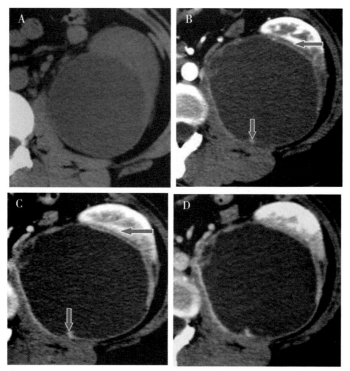

图 5.3.8　左肾囊肿合并感染，可见壁上小突起（短箭头）和囊壁周围低密度带（长箭头）。A. 平扫。B. 皮质期。C. 实质期。D. 肾盂期

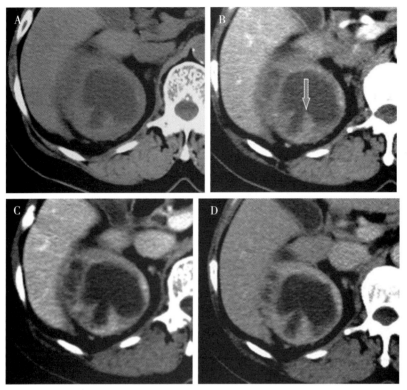

图 5.3.9　右肾囊肿合并感染。A. 平扫。B. 皮质期。C. 实质期。D. 肾盂期

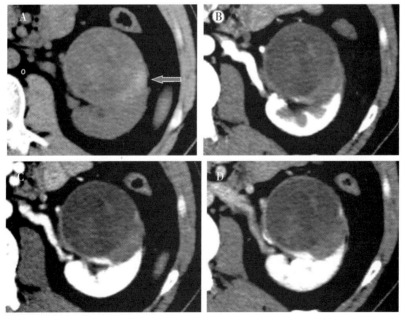

图 5.3.10　左肾囊肿合并感染出血。A. 平扫。B. 皮质期。C. 实质期。D. 肾盂期

二、与肾结核空洞鉴别

肾结核空洞有别于囊性肾癌的主要 CT 特征是强化密度多样化。CT 上肾结核空洞呈多个或单个囊样病变，应与囊性肾癌相鉴别，鉴别时应注意增强扫描时肾结核空洞可显示以下两个强化密度多样化的特点。

由于肾结核空洞壁的组织成分随病程的动态进展而变化，洞壁可以是肉芽组织、纤维组织（纤维空洞）、洞壁钙化，洞壁还可以处于从肉芽组织向纤维组织演变的各个时段。因此，肾结核空洞壁的强化密度呈多样化表现。空洞若与肾盏相通，则肾盂期空洞内还可见造影剂显示。

肾结核空洞内含不同时段的"新、老"干酪性坏死组织，故 CT 扫描因患者就诊时段不同，空洞内的密度也呈多样化表现：

（1）如果空洞壁为肉芽组织，皮质期空洞壁强化不明显，实质期和肾盂期才强化（图 5.3.11）。

（2）如果空洞壁为纤维组织、钙化，洞壁在皮质期、实质期都无明确强化。此时只能借助于钙化来与肾囊肿鉴别（图 5.3.12）。

（3）如果空洞壁钙化，皮质期、实质期也都无明确强化（图 5.3.11）。

左肾结核空洞，空洞壁为肉芽组织，皮质期空洞壁强化不明显，实质期才强化，肾盂期洞内有造影剂，提示空洞穿破肾盏（图 5.3.12，图 5.3.13）。

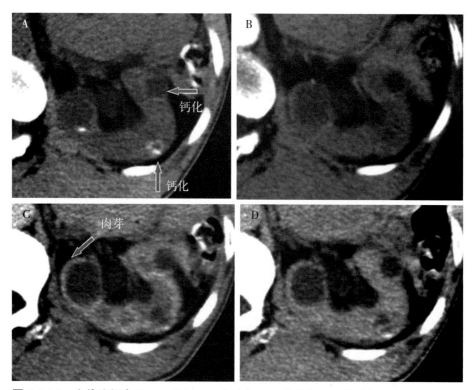

图 5.3.11 左肾结核空洞。A. 平扫。B. 皮质期。C. 实质期。D. 肾盂期

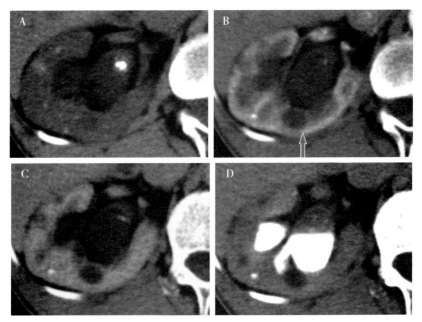

图 5.3.12　右肾结核空洞。A. 平扫。B. 皮质期。C. 实质期。D. 肾盂期

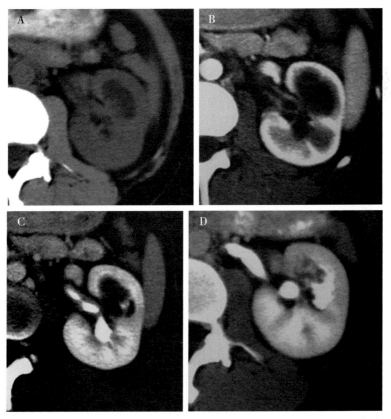

图 5.3.13　左肾结核空洞，空洞穿破肾盏。A. 平扫。B. 皮质期。C. 实质期。D. 肾盂期

1. 肾结核空洞壁的壁结节与囊性肾癌壁结节的鉴别

肾结核空洞壁从肉芽组织向纤维组织演变的过程中，有时肉芽组织与纤维组织可交替共存于空洞壁内。在增强皮质期形成了一个空洞壁多处多种强化密度，或强化的壁结节（即肉芽组织壁强化）与未强化的空洞壁（即纤维组织壁未强化）共存的征象（图5.3.14）。此时，应以结核性肉芽组织的壁结节呈渐进性强化，而囊性肾癌的壁结节则呈"快进快出"强化（同图5.2.6）来进行鉴别。

2. 钙化的结核空洞壁与囊性肾癌囊壁钙化的鉴别

肾结核空洞壁的组织成分随病程的动态进展而变化，洞壁可以是肉芽组织、纤维组织（纤维空洞）、洞壁钙化，洞壁还可以处于从肉芽组织向纤维组织、钙化演变的各个时段。因此，钙化的结核空洞壁常混有肉芽组织。在 CT 动态增强各期中，肉芽组织以轻至中度的持续性强化表现有别于囊性肾癌（图 5.3.15）。囊性肾癌的囊壁钙化常不完全，其中无钙化空洞壁内的癌组织，在 CT 增强扫描中仍呈现 "快进快出"的强化特征（同图 5.2.7）。

肾结核空洞壁的肉芽组织也可形成壁上结节。应以 CT 动态增强中肉芽组织的壁上结节呈轻至中度强化，而无"快进快出"的强化表现，与囊性肾癌的壁上结节进行鉴别（图 5.3.16）。

图 5.3.15 和图 5.3.16 的病例平扫空洞壁和壁上结节都呈断续性钙化。增强后洞壁和壁上结节都呈轻至中度强化，提示洞壁内和壁上结节内可能混有未钙化的肉芽组织。符合肾结核"新、老"病变组织共存的病理特点。

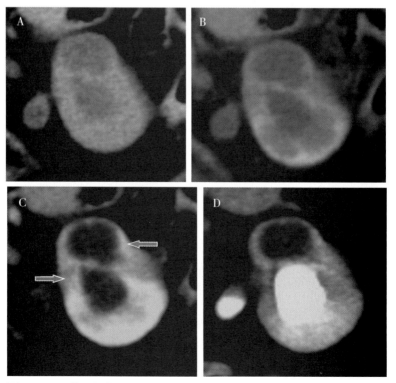

图 5.3.14 肾结核空洞。A. 平扫。B. 皮质期。C. 实质期。D. 肾盂期

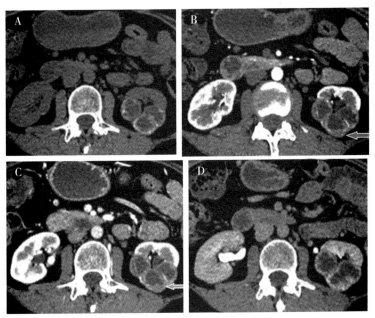

图 5.3.15　肾结核空洞。A. 平扫。B. 皮质期。C. 实质期。D. 肾盂期

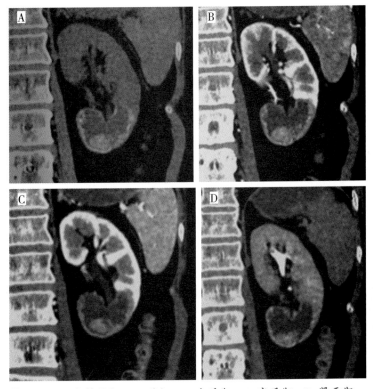

图 5.3.16　左肾结核。A. 平扫。B. 皮质期。C. 实质期。D. 肾盂期

三、与渐进性强化的肾囊性病变鉴别

渐进性强化是指动态增强时囊壁从皮质期—实质期—肾盂期，其强化密度渐进性增高。这种强化形式常见于多房性囊性肾瘤或多房性肾脓肿。

由于有些多囊性囊性肾癌可无明确的壁结节，此时诊断要注意与多房性囊性肾瘤和多房性肾脓肿相鉴别。

由于多房性囊性肾瘤的囊壁内无大量的肿瘤血管，故增强的肾皮质期囊壁只是轻度强化，实质期和肾盂期强化程度才逐步增高，呈渐进性强化表现（图 5.3.17~

图 5.3.21），而无囊性肾癌"快进快出"的特点。

多房性囊性肾瘤的渐进性强化应与多房性肾脓肿的渐进性强化鉴别。多房性囊性肾瘤平扫病灶呈水样低密度（图 5.3.17~图 5.3.21），临床无感染表现。

多房性肾脓肿平扫病灶呈非水样低密度或等密度（图 5.3.22，图 5.3.23），临床常有感染表现。

多囊性囊性肾癌囊壁强化呈"快进快出"的特点（图 5.3.24）。

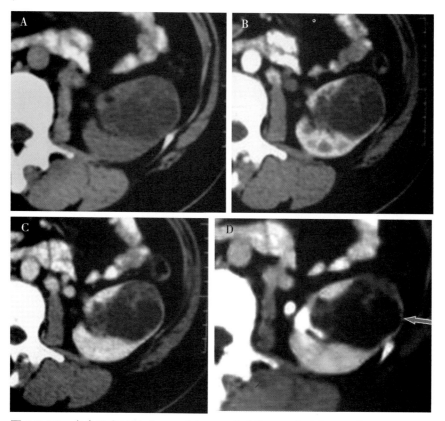

图 5.3.17 多房性囊性肾瘤。A. 平扫。B. 皮质期。C. 实质期。D. 肾盂期

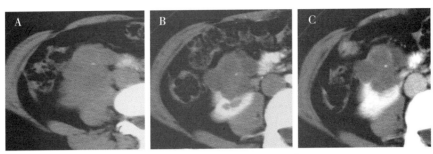

图 5.3.18　多房性囊性肾瘤。A. 平扫。B. 皮质期。C. 实质期

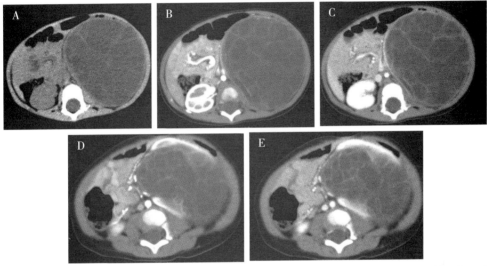

图 5.3.19　女性，9 岁，左肾多房囊性肾瘤。CT 示左肾巨大囊性病灶，囊壁及分隔均匀，未见明显结节和突起，增强扫描呈渐近性强化。A. 平扫。B. 皮质期。C. 实质期。D. 实质期另一层面。E. 肾盂期

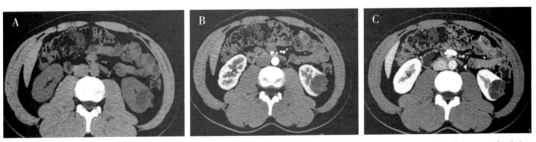

图 5.3.20　左肾多房囊性肾瘤，分隔清晰，渐性强化，未见结节和突起。A. 平扫。B. 皮质期。C. 实质期

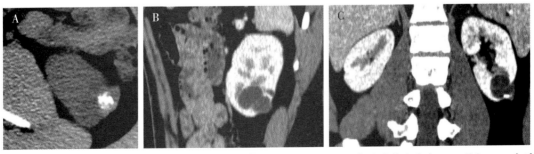

图 5.3.21　左肾多房囊性肾瘤，伴钙化，分隔清晰，渐进性强化，未见结节和突起。A. 平扫。B. 皮质期矢状位重建。C. 实质期冠状位重建

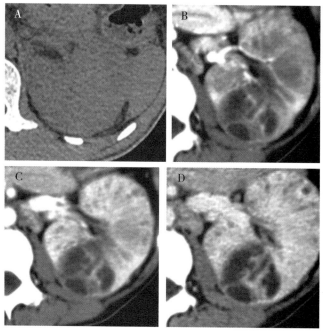

图 5.3.22 多房性肾脓肿。A. 平扫。B. 皮质期。C. 实质期。
D. 肾盂期

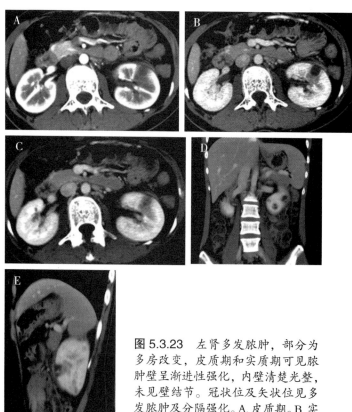

图 5.3.23 左肾多发脓肿,部分为
多房改变,皮质期和实质期可见脓
肿壁呈渐进性强化,内壁清楚光整,
未见壁结节。冠状位及矢状位见多
发脓肿及分隔强化。A. 皮质期。B. 实
质期。C. 肾盂期。D. 冠状位重建。
E. 矢状位重建

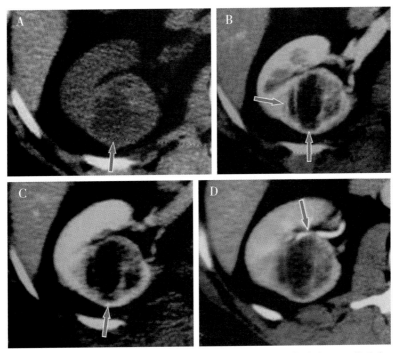

图 5.3.24　多囊性囊性肾癌。A. 平扫。B. 皮质期。C. 实质期。D. 肾盂期

四、与肾集合管癌鉴别

由于始发的肾集合管癌也可呈多囊性肾癌的表现，故应与多囊性囊性肾癌进行鉴别。临床上因两者都是恶性肿瘤，从治疗角度看其鉴别诊断意义好像并不重要，但从预后和科学的角度分析却十分必要。因为肾集合管癌的恶性度远高于以透明细胞癌细胞作为囊性上皮的多囊性囊性肾癌，且其发病年龄较小、预后较差，多在手术后 0.5~2 年内死亡。而多囊性囊性肾癌手术后 5 年生存率最高可达 90% 以上。

至于两种肿瘤的鉴别，正如本书第 3 章第 4 节所述，始发的多囊性肾集合管癌 CT 动态增强从皮质期—实质期—肾盂期，其囊壁及间隔多呈持续性轻度强化，肾盂期还可延迟强化（图 5.3.25）。无多囊性囊性肾癌"快进快出"的强化特征（图 5.3.24）。这是鉴别两种肿瘤的主要依据。

拓展阅读

[1] 郭燕，黄兆民，刘明娟，等 . 螺旋 CT 在小肾癌诊断中的应用 [J]. 中华放射学杂志 ,2001,35(8):627–629. DOI:10.3760/j.issn:1005-1201.2001.08.017.

[2] 张伟 . 囊性小肾癌、复杂性肾囊肿 MSCT 动态增强影像学表现及其诊断价值 [J]. 中国 CT 和 MRI 杂志 ,2022(2):111–113. DOI:10.3969/j.issn.1672-5131.2022.02.037.

[3]Leveridge Michael J,Bostrom Peter J,Koulouris George,et al. Imaging renal cell carcinoma with ultrasonography, CT and MRI[J] .Nat Rev Urol, 2010, 7: 311–325.

[4]Gill Inderbir S,Aron Monish,Gervais Debra A,et al. Clinical practice. Small renal mass[J].N Engl J Med, 2010, 362: 624–34.

[5]Birnbaum BA, Hindman N, Lee J, et al. 3. Renal cyst pseudoenhancement: influence of multi-detector CT reconstruction algorithm and scannerty peinphantom model[J]. Radiology,2007,244:767,775.

[6]Schieda Nicola,Krishna Satheesh,Pedrosa Ivan,et al. Active Surveillance of Renal Masses: The Role of Radiology[J] .Radiology, 2022,

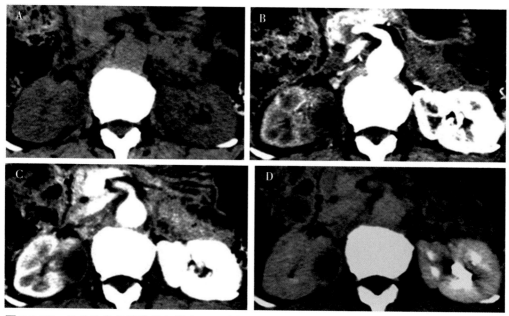

图 5.3.25 始发的多囊性肾集合管癌。A. 平扫。B. 皮质期。C. 实质期。D. 肾盂期

302: 11–24.

[7]Silverman Stuart G,Pedrosa Ivan,Ellis James H,et al. Bosniak Classification of Cystic Renal Masses, Version 2019: An Update Proposal and Needs Assessment[J].Radiology, 2019, 292: 475–488.

[8]Bosniak MA.The current radiological approach to renal cysts[J].Radiology,1986,158(1):1–10.

[9]Bosniak MA. The small (less than or equal to 3.0 cm) renal parenchymal tumor: detection, diagnosis, and controversies[J]. Radiology,1991,179(2):307–317.

[10] Bosniak MA. Difficulties in classifying cystic lesions of the kidney[J]. Urol Radiol,1991,13(2):91–93.

[11]Bosniak MA. Problems in the radiologic diagnosis of renal parenchymal tumors[J]. Urol Clin North Am,1993,20(2):217–230.

[12]Bosniak MA. Cystic renal masses: a reevaluation of the usefullness of the Bosniak Classification System[J]. Acad Radiol,1996,3(11):981–984.

[13]Bosniak MA. Diagnosis and management of patients with complicated cystic lesions of the kidney[J]. AJR Am J Roentgenol,1997,169(3):819–821.

[14]Israel GM, Hindman N, Bosniak MA. Evaluation of cystic renal masses: comparison of CT and MR imaging by using the Bosniak classification system[J]. Radiology,2004,231(2):365–371.

[15]Bosniak MA.The Bosniak renal cyst classification: 25 years later[J]. Radiology,2012,262(3):781–785.

[16]Schoots IG, Zaccai K, Hunink MG,et al. Bosniak classification for complex renal cysts reevaluated: a systematic review[J]. J Urol,2017,198(1):12–21.

[17]Sevcenco S, Spick C, Helbich TH, et al. Malignancy rates and diagnostic performance of the Bosniak classification for the diagnosis of cystic renal le-sions in computed tomography: a systematic review and meta-analysis[J]. Eur Radiol,2017,27(6):2239–2247.

[18]Weibl P, Klatte T, Waldert M,et al. Complex renal cystic masses: current standards and controversies[J]. Int Urol Nephrol,2012,44(1):13–18.

[19]Graumann O, Osther SS, Osther PJ. Characterization of complex renal cysts: a critical evaluation of the

Bosniak classification. Scand J Urol Nephrol,2011,45(2):84–90.

[20]O'Connor SD, Silverman SG, Ip IK, et al. Simple cyst-appearing renal masses at unenhanced CT: can they be presumed to be benign[J]? Radiology,2013,269(3):793–800.

[21]Kim CW, Shanbhogue KP, Schreiber-Zinaman J, et al. Visual assessment of the intensity and pattern of T1 hyperintensity on MRI to differentiate hemorrhagic renal cysts from renal cell carcinoma[J]. AJR Am J Roentgenol,2017,208(2):337–342.

[22]Hu EM, Ellis JH, Silverman SG, et al. Expanding the definition of a benign renal cyst on contrast-enhanced CT: can incidental homogeneous renal masses measuring 21–39 HU be safely ignored[J]? Acad Radiol 2018;25(2):209–212.

[23]Agochukwu N, Huber S, Spektor M,et al. Differentiating renal neoplasms from simple cysts on contrast-enhanced CT on the basis of attenuation and homogeneity[J]. AJR Am J Roentgenol,2017,208(4):801–804.

[24]Israel GM, Bosniak MA. Calcification in cystic renal masses: is it important in diagnosis[J]? Radiology,2003,226(1):47–52.

[25]Sun MR, Ngo L, Genega EM, et al. Renal cell carcinoma: dynamic contrast-enhanced MR imaging for differentiation of tumor subtypes—correlation with pathologic findings[J]. Radiology,2009,250(3):793–802.

[26]Rosenkrantz AB, Matza BW, Portnoy E,et al. Impact of size of region-of-interest on differentiation of renal cell carcinoma and renal cysts on multi-phase CT: preliminary findings[J]. Eur J Radiol,2014,83(2):239–244.

[27]Adey GS, Pedrosa I, Rofsky NM,et al. Lower limits of detection using magnetic resonance imaging for solid components in cystic renal neoplasms[J]. Urology,2008,71(1):47–51.

（邹玉坚　许达生　王刚　陈智红　付子杰）

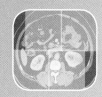

第6章
小肾癌进展增大后的 CT 诊断

小肾癌增大后可发生缺血、坏死，还可囊变而形成囊实性病变。由于缺血—坏死—囊变是一个动态变化的过程，因此，小的肾透明细胞癌、乳头状肾细胞癌、肾嫌色细胞癌和肾集合管癌进展增大后，可分别形成几种不同血供和形态的 CT 动态增强表现。

第1节　大的肾透明细胞癌 CT 诊断

正如本书第3章第1节所述，肾透明细胞小肾癌 CT 平扫为等密度或结节状稍高 / 稍低密度病变。动态增强皮质期病变呈多种强化形态，强化密度从高于肾髓质强化密度至等于或高于肾皮质的强化密度。实质期或（和）肾盂期肿瘤强化密度都降低至低于肾实质，呈现所谓 "快进快出" 的动态强化特征（图 6.1.1 ~ 图 6.1.4）。

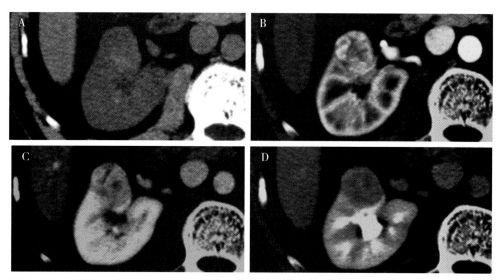

图 6.1.1　右肾透明细胞癌。平扫肾实质内肾实质内结节状等密度或稍高密度病灶。CT 动态增强的扫描呈迂回曲折线条样与直线样强化的 "快进快出" 表现。A. 平扫。B. 皮质期。C. 实质期，D. 肾盂期

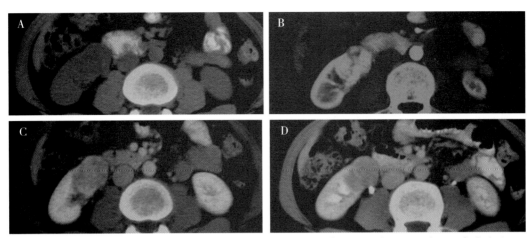

图 6.1.2 右肾透明细胞癌。平扫肾实质内结节状稍低密度、等密度伴其内小结节状稍高密度病灶，CT 动态增强扫描呈迂回曲折线条样、直线样和小结节状强化并存的"快进快出"表现。A. 平扫。B. 皮质期。C. 实质期。D. 肾盂期

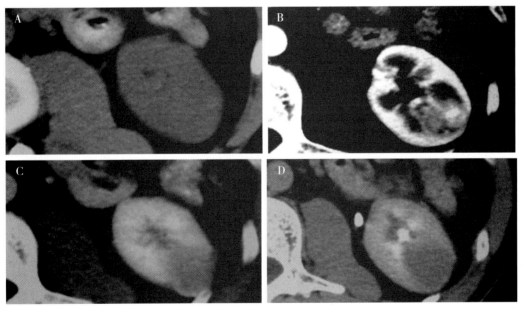

图 6.1.3 左肾透明细胞癌。平扫肾实质内结节状等密度病灶，CT 动态增强扫描呈多个小结节状强化的"快进快出"表现。A. 平扫。B. 皮质期。C. 实质期。D. 肾盂期

　　大的肾透明细胞癌 CT 表现：肾透明细胞小肾癌增大后，可缺血—坏死—囊变。多数病例可保持其动态增强"快进快出"的强化特征（图 6.1.5），CT 诊断并不困难。

　　但是，有的缺血—坏死—囊变的肾透明细胞癌，由于其残存的癌组织血供相对较少，动态增强时虽有强化，但动态增强各期仅呈持续性轻度强化，可无"快进快出"的强化特征（图 6.1.6~ 图 6.1.8）。此时，与少血供的乳头状肾细胞癌、肾嫌色细胞癌和肾集合管癌 CT 上鉴别较难，一般只能笼统诊断为肾癌。

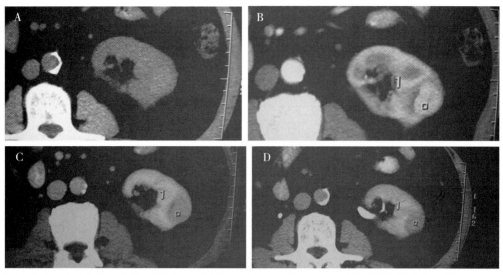

图 6.1.4 左肾透明细胞癌。平扫肾实质内结节状等密度病灶，CT 动态增强扫描呈全瘤结节状强化的"快进快出"表现。A. 平扫。B. 皮质期。C. 实质期。D. 肾盂期

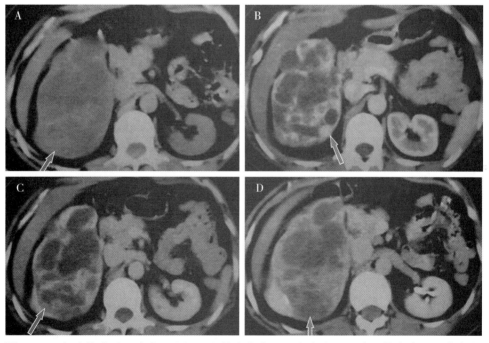

图 6.1.5 大的肾透明细胞癌。平扫见右肾多发囊状低密度伴小结节状等密度或稍高密度病灶，CT 动态增强扫描呈多发小结节状强化的"快进快出"表现，囊变灶无强化。A. 平扫。B. 皮质期。C. 实质期。D. 肾盂期

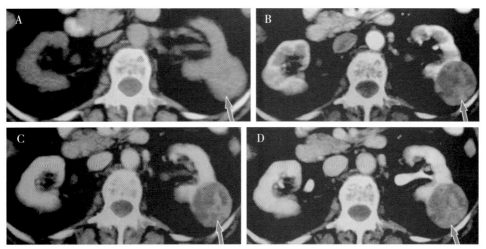

图 6.1.6 肾透明细胞癌发生缺血—坏死—囊变，CT 动态增强无明确的"快进快出"强化特征。A. 平扫。B. 皮质期。C. 实质期。D. 肾盂期

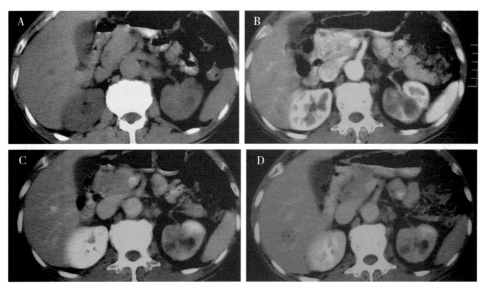

图 6.1.7 肾透明细胞癌发生缺血—坏死—囊变，CT 动态增强无明确的"快进快出"强化特征。A. 平扫。B. 皮质期。C. 实质期。D. 肾盂期

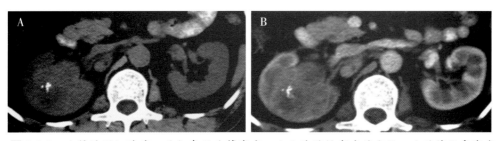

图 6.1.8 右肾透明细胞癌。平扫表现为等密度、小斑片稍低密度伴点状、小结节状高密度病灶，伴坏死囊变，动态增强各期仅呈持续性轻度强化，无"快进快出"的强化表现。A. 平扫。B. 皮质期

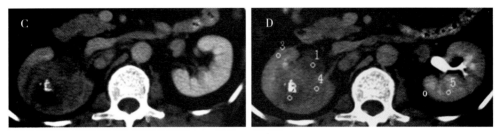

图 6.1.8（续） 右肾透明细胞癌。平扫表现为等密度、小斑片稍低密度伴点状、小结节状高密度病灶，伴坏死囊变，动态增强各期仅呈持续性轻度强化，无"快进快出"的强化表现。C. 实质期。D. 肾盂期

第 2 节 大的乳头状肾细胞癌 CT 诊断

正如第 3 章第 2 节所述，乳头状肾细胞癌可始发于近曲小管（与血供丰富的浅表肾单位连通），也可始发于远曲小管（偏离血供丰富的浅表肾单位）。乳头状小肾细胞癌 CT 平扫多呈等或稍低密度，偏大的可呈混合密度，有的可见点状钙化，有时可见包膜征。动态增强的皮质期既可显示为多血供（图 6.2.1），也可表现为少血供（图 6.2.2）。皮质期—实质期—肾盂期病灶呈持续性强化，其中肾盂期病灶密度不降低，部分患者肾盂期病灶还出现延迟强化。

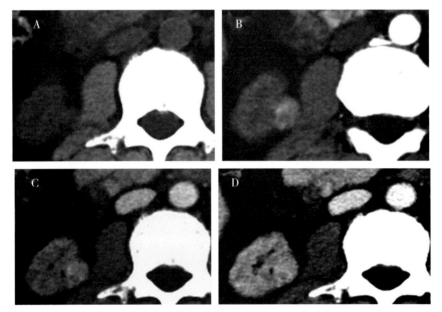

图 6.2.1 手术病理证实乳头状肾细胞癌。A. 平扫。B. 皮质期。C. 实质期。D. 肾盂期

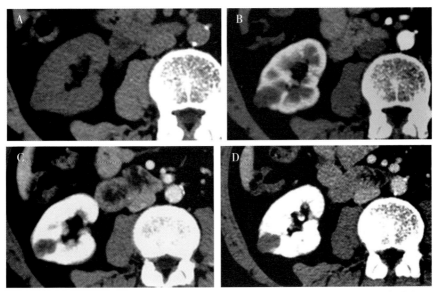

图 6.2.2　手术病理证实右肾乳头状肾细胞癌。A. 平扫。B. 皮质期。C. 实质期。D. 肾盂期

56 岁，男性患者，右肾皮质低强化结节，手术病理证实乳头状肾细胞癌（Ⅱ型），ISUP 分级：2 级（图 6.2.3）（病理上瘤周假包膜多见于Ⅱ型）。

皮质期—实质期病灶呈持续性轻至中度强化，肾盂期延迟强化，手术病理证实乳头状肾细胞癌（图 6.2.4）。

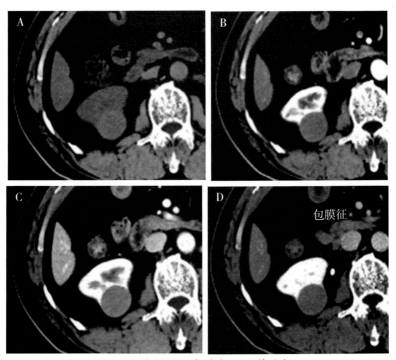

图 6.2.3　A. 平扫。B. 皮质期。C. 实质期。D. 肾盂期

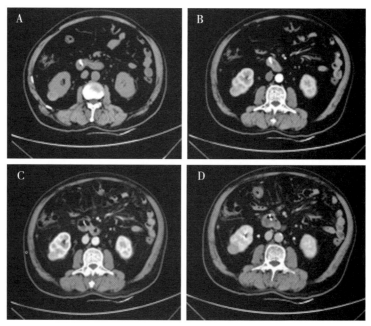

图 6.2.4　A. 平扫（45 HU）。B. 皮质期（67 HU）。C. 实质期（107 HU）。D. 肾盂期（113 HU）

乳头状小肾细胞癌动态增强扫描皮质期—实质期—肾盂期病灶呈持续性轻至中度强化，肾盂期强化密度未降低或出现延迟强化（图 6.2.5，图 6.2.6)。

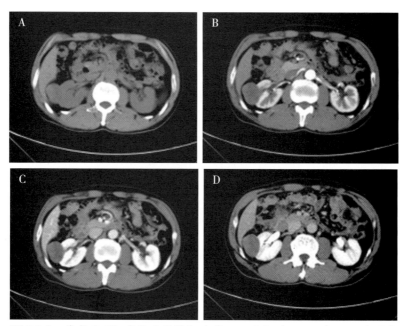

图 6.2.5　手术病理证实乳头状肾细胞癌。A. 平扫（32 HU）。B. 皮质期（32 HU）。C. 实质期（47 HU）。D. 肾盂期（54 HU）

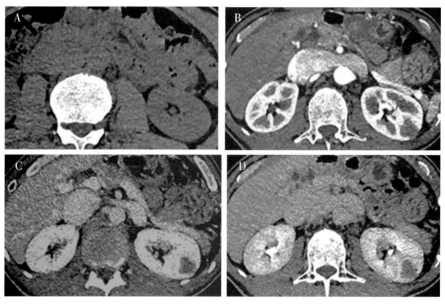

图6.2.6 手术病理证实乳头状肾细胞癌。A.平扫（45 HU）。B.皮质期（69 HU）。C.实质期（70 HU）。D.肾盂期（75 HU）

乳头状小肾细胞癌增大后，常发生缺血—坏死—囊变而形成囊实性病变。因此，囊实性病变是大的乳头状肾细胞癌常见的CT表现。这种囊实性乳头状肾细胞癌，在动态增强扫描上多保持小的乳头状肾细胞癌的CT征象（包括肾盂期可出现延迟强化）（图6.2.7~ 图6.2.11）。

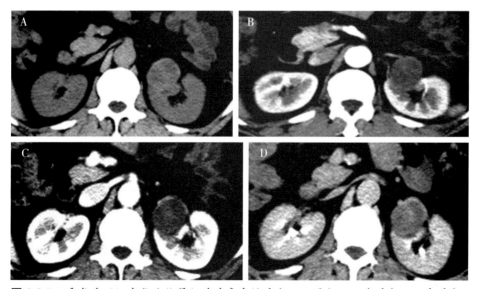

图6.2.7 手术病理证实乳头状肾细胞癌囊实性病变。A.平扫。B.皮质期。C.实质期。D.肾盂期延迟强化

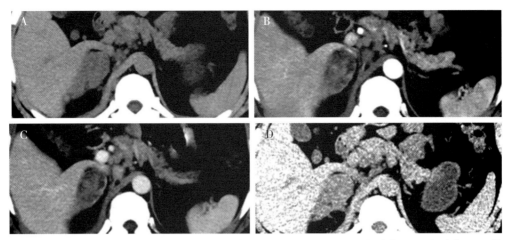

图 6.2.8 手术病理证实乳头状肾细胞癌囊实性病变。A. 平扫。B. 皮质期。C. 实质期。D. 肾盂期延迟强化

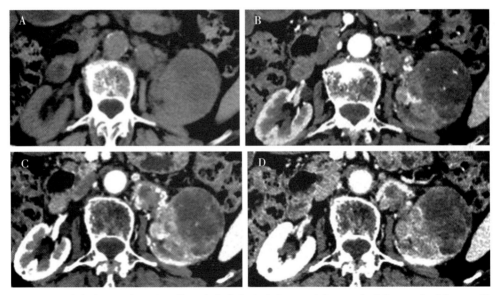

图 6.2.9 手术病理证实乳头状肾细胞癌囊实性病变。A. 平扫。B. 皮质期。C. 实质期。D. 肾盂期延迟强化

必须指出，由于坏死囊变的大的囊实性肾透明细胞癌，有的病例动态增强可不出现"快进快出"。这种病例与大的囊实性乳头状肾细胞癌（图 6.2.12~ 图 6.2.14）鉴别困难。

钙化的大的囊实性乳头状肾细胞癌，CT 增强表现多数仍保持皮质期—实质期—肾盂期病灶呈持续性轻至中度强化，肾盂期病灶密度不降低或出现延迟强化的征象（图 6.2.15~ 图 6.2.18）。

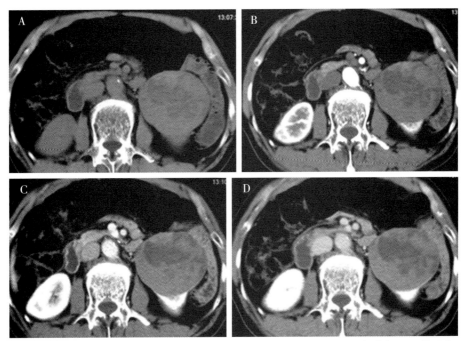

图 6.2.10　手术病理证实乳头状肾细胞癌。A. 平扫。B. 皮质期。C. 实质期。D. 肾盂期

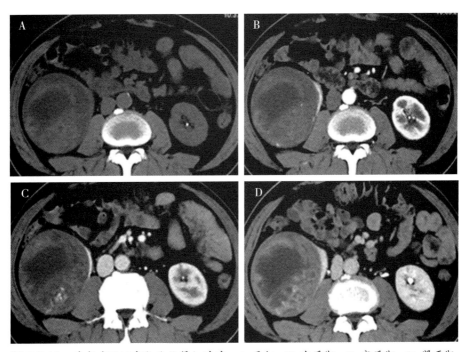

图 6.2.11　手术病理证实乳头状肾细胞癌。A. 平扫。B. 皮质期。C. 实质期。D. 肾盂期

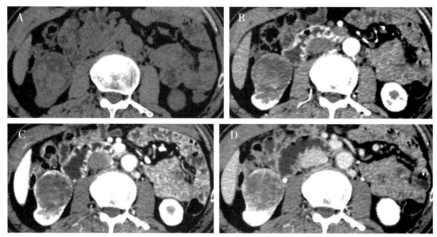

图 6.2.12 手术病理证实乳头状肾细胞癌。A. 平扫。B. 皮质期。C. 实质期。D. 肾盂期

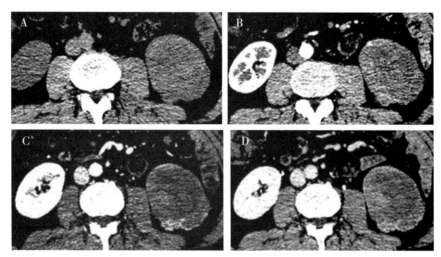

图 6.2.13 手术病理证实乳头状肾细胞癌。A. 平扫。B. 皮质期。C. 实质期。D. 肾盂期

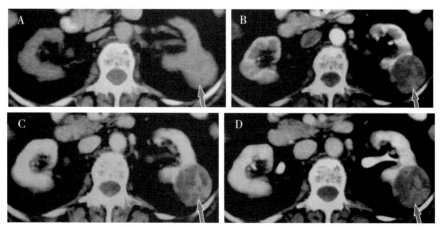

图 6.2.14 手术病理证实肾透明细胞癌。A. 平扫。B. 皮质期。C. 实质期。D. 肾盂期

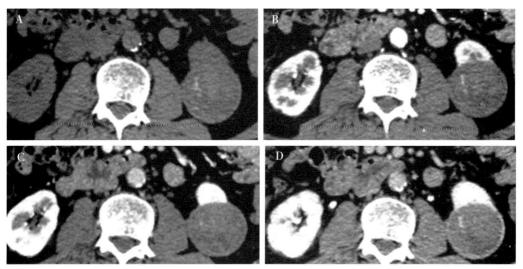

图 6.2.15 手术病理证实乳头状肾细胞癌。A. 平扫。B. 皮质期。C. 实质期。D. 肾盂期

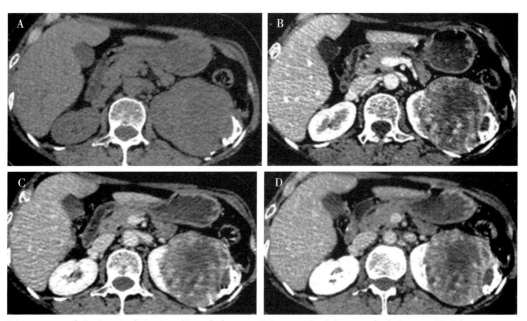

图 6.2.16 手术病理证实乳头状肾细胞癌。A. 平扫。B. 皮质期。C. 实质期。D. 肾盂期

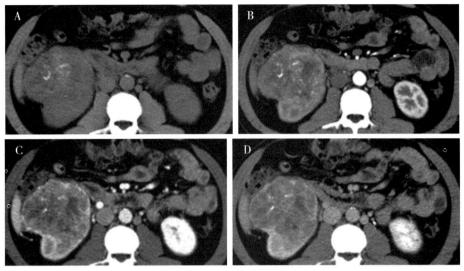

图 6.2.17 手术病理证实乳头状肾细胞癌。A. 平扫。B. 皮质期。C. 实质期。D. 肾盂期

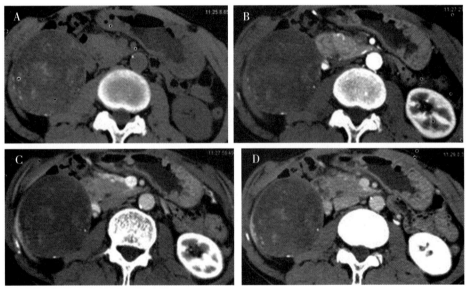

图 6.2.18 手术病理证实乳头状肾细胞癌。A. 平扫。B. 皮质期。C. 实质期。D. 肾盂期

第 3 节 大的肾嫌色细胞癌 CT 诊断

正如第 3 章第 3 节所述，小的肾嫌色细胞癌病灶形态都呈类圆形或圆锥形。CT平扫肿瘤呈等或等低混合密度，少数为稍高密度。增强扫描皮质期肿瘤呈均匀强化，强化密度多等于或低于肾髓质，少数高于肾髓质但低于肾皮质强化密度。实质期肿瘤持续强化，肾盂期肿瘤强化密度则降至低于皮质期或（和）实质期的强化密度。肾盂期肿瘤强化密度下降的这一征象，有别于乳头状小肾细胞癌肾盂期强化密度不降低，有的可有延迟强化的表现。小的肾嫌色细胞癌增强扫描皮质期肿瘤强化密度

高于或等于肾髓质但低于肾皮质强化密度的表现，与动态增强皮质期肿瘤强化密度仅高于肾髓质强化密度，而未达到等于肾皮质强化密度的肾透明细胞小肾癌常不易区分。但与动态增强皮质期肿瘤强化密度已等于肾皮质强化密度的肾透明细胞小肾癌则仍可鉴别。

小的肾嫌色细胞癌增大后多形成大的囊实性肾嫌色细胞癌，其 CT 动态增强扫描表现，与缺血—坏死的大的囊实性肾透明细胞癌、大的乳头状肾细胞癌都不易鉴别（图 6.3.1~ 图 6.3.5），一般只能笼统诊断为肾癌。

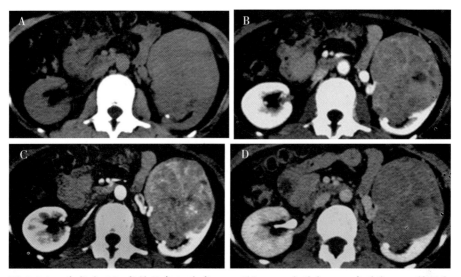

图 6.3.1 手术病理证实肾嫌色细胞癌。A. 平扫。B. 皮质期。C. 实质期。D. 肾盂期

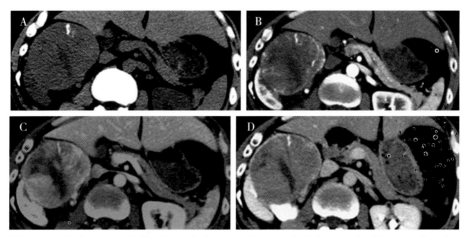

图 6.3.2 手术病理证实肾嫌色细胞癌。A. 平扫。B. 皮质期。C. 实质期。D. 肾盂期

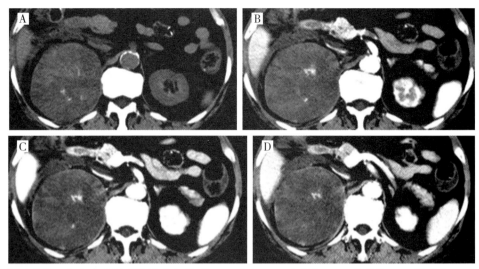

图 6.3.3 手术病理证实肾嫌色细胞癌。A. 平扫。B. 皮质期。C. 实质期。D. 肾盂期

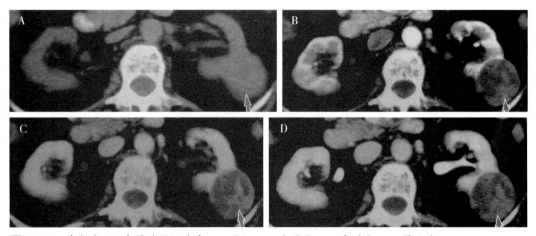

图 6.3.4 手术病理证实肾透明细胞癌。A. 平扫。B. 皮质期。C. 实质期。D. 肾盂期

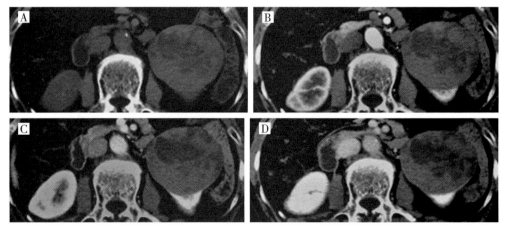

图 6.3.5 手术病理证实乳头状肾细胞癌。A. 平扫。B. 皮质期。C. 实质期。D. 肾盂期

第 4 节　大的肾集合管癌 CT 诊断

正如第 3 章第 4 节所述,始发时的集合管癌较小,CT 平扫以低密度或等低混合密度多见。增强扫描皮质期、实质期或(和)肾盂期,肿瘤呈单房或多房的囊实性病变。囊壁和实性小结节于皮质期和实质期呈等于或低于正常肾髓质强化密度的持续性轻至中度强化,肾盂期则出现延迟强化,囊腔未见强化(图 6.4.1~图 6.4.7)。

小的肾集合管癌囊实性病变进展的动态变化见图 6.4.8~图 6.4.10。

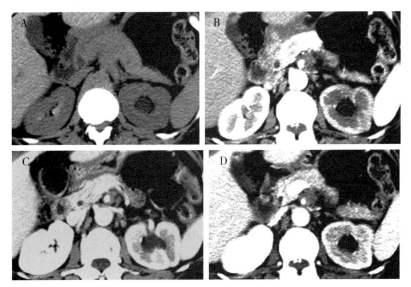

图 6.4.1　例 1,手术病理证实肾集合管癌(单房)。A. 平扫。B. 皮质期。C. 实质期。D. 肾盂期

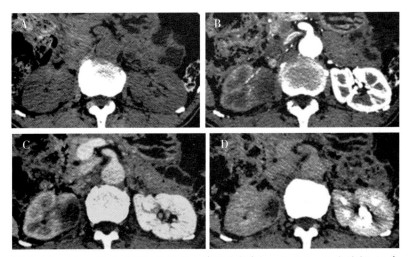

图 6.4.2　例 2,手术病理证实肾集合管癌(多房)。A. 平扫。B. 皮质期。C. 实质期。D. 肾盂期

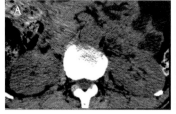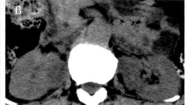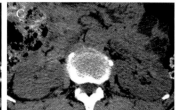

图 6.4.3　例 2 的连续上下层面，平扫

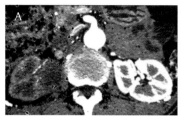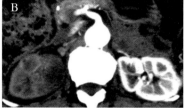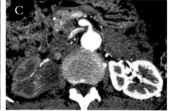

图 6.4.4　例 2 的连续上下层面，皮质期

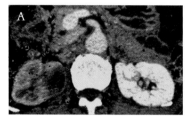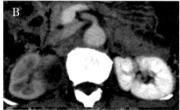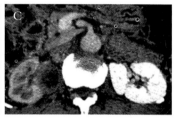

图 6.4.5　例 2 的连续上下层面，实质期

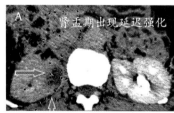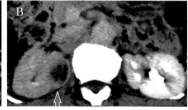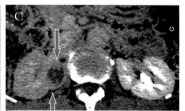

图 6.4.6　例 2 的连续上下层面，箭头指实性小结节强化（肾盂期）

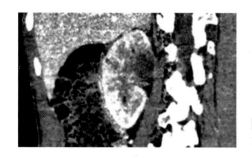

图 6.4.7　例 2，冠状位重建，病灶主体靠肾髓质

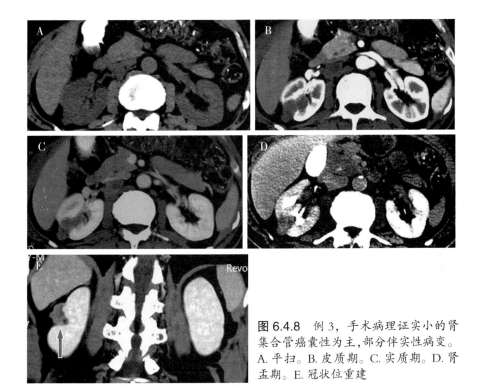

图 6.4.8 例 3，手术病理证实小的肾集合管癌囊性为主，部分伴实性病变。A. 平扫。B. 皮质期。C. 实质期。D. 肾盂期。E. 冠状位重建

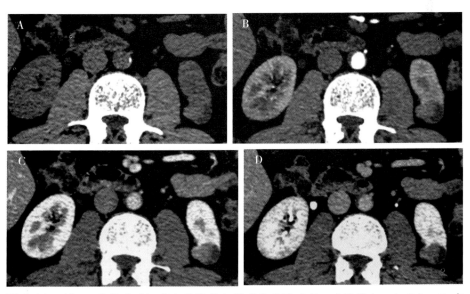

图 6.4.9 例 4，手术病理证实小的肾集合管癌囊实性病变，实性增大。A. 平扫。B. 皮质期。C. 实质期。D. 肾盂期

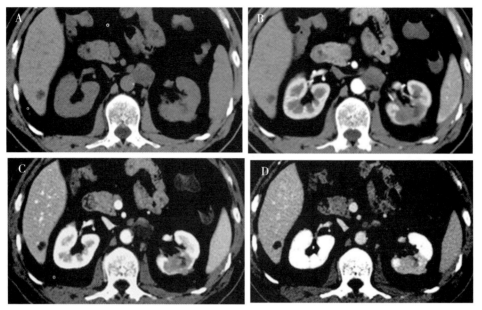

图 6.4.10 例 5，手术病理证实左肾集合管癌，CT 以实性结节为主。A.平扫。B.皮质期。C.实质期。D.肾盂期

小的囊实性肾集合管癌增大后，形成大的囊实性肾集合管癌。大的囊实性肾集合管癌 CT 上主要有两类表现：①病变以囊性为主；②实性结节与囊性病变共存。

一、病变以囊性为主

以囊性为主的肾集合管癌，其囊性病变常有以下 CT 特征：① 病变呈多个大小不一的囊腔，并有大囊套小囊的"囊中囊"表现；②"囊中囊"中的小囊常呈多个扎堆分布形态，其囊壁从皮质期—实质期—肾盂期呈强化密度渐进性增高和强化范围渐进性增大表现，肾盂期有的还可延迟强化；③囊壁上有持续性轻至中度强化的实性小点状、小结节状强化灶附着。

编者认为，以上动态强化特征的原因，可能是作为"囊中囊"的多个扎堆癌性小囊的囊壁厚薄不一，有的小囊腔内还可癌性实变。因此，厚的囊壁的小囊和实变的

囊腔因癌细胞密集，在动态增强的皮质期就显示强化，而薄的囊壁的小囊则因癌细胞稀少，于实质期或（和）肾盂期才逐渐强化。从而呈现出从皮质期—实质期—肾盂期，病变强化范围渐进性增大、强化密度渐进性增高的表现（图 6.4.11~ 图 6.4.17）。

二、实性结节与囊性病变共存

小的囊实性肾集合管癌增大后，形成大的囊实性肾集合管癌。大的囊实性肾集合管癌在 CT 上的另一类主要表现为：实性结节与囊性病变共存（图 6.4.18~ 图 6.4.25）。

实性结节与囊性病变共存的病理表现（图 6.4.19~ 图 6.4.21）：①囊腔内癌性实变所形成的癌结节；②多个小囊和癌性实变囊腔混合扎堆所形成的癌结节；③多个小囊腔。

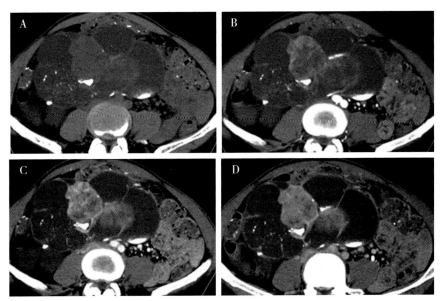

图 6.4.11　手术病理证实肾集合管癌。A.平扫，等低混合密度。B.皮质期，多个扎堆细囊。C. 实质期，扎堆细囊渐进强化。D. 肾盂期，扎堆细囊延迟强化

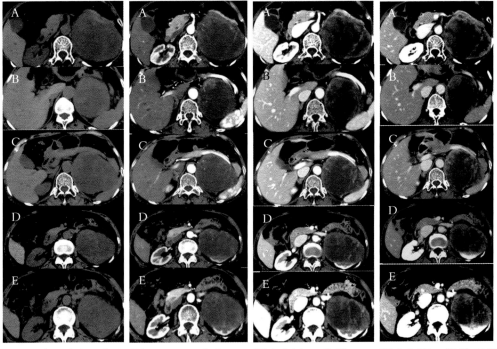

图 6.4.12　病变以囊性为主，病理证实肾集合管癌（平扫连续层面）　图 6.4.13　同图 6.4.12 皮质期连续层面　图 6.4.14　同图 6.4.12 实质期连续层面　图 6.4.15　同图 6.4.12 肾盂期连续层面

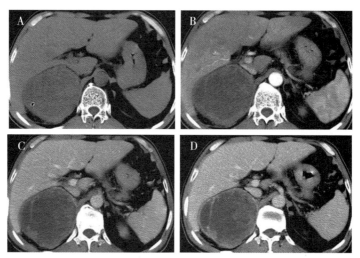

图 6.4.16　手术病理证实肾集合管癌，病变以囊性为主。A. 平扫。B. 皮质期。C. 实质期。D. 肾盂期

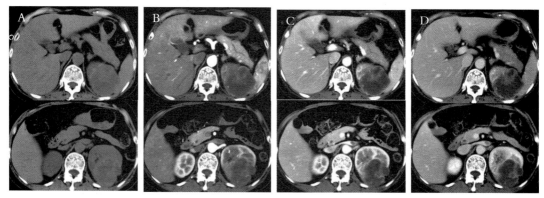

图 6.4.17　手术病理证实肾集合管癌，病变以囊性为主。A. 平扫。B. 皮质期。C. 实质期。D. 肾盂期

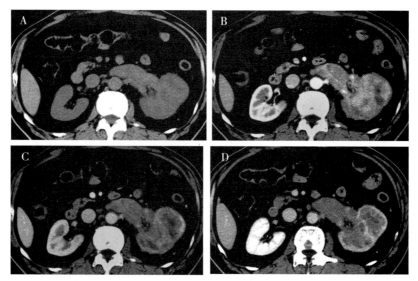

图 6.4.18　手术病理证实肾集合管癌。A. 平扫。B. 皮质期。C. 实质期。D. 肾盂期

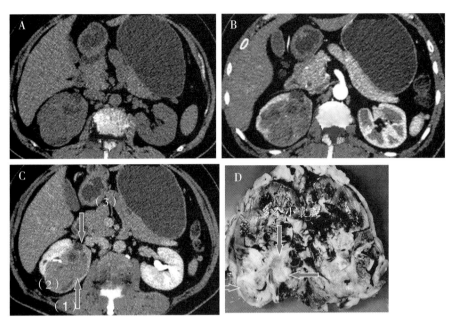

图 6.4.19 手术病理证实肾集合管癌，病灶由多个小囊和囊腔癌性实变混合扎堆所形成的结节。A. 平扫，病灶实性部分 CT 值约 28 HU。B. 皮质期，病灶实性部分 CT 值约 48 HU。C. 肾盂期，病灶实性部分 CT 值约 66 HU，箭头所示囊腔实变及结节。D.（见彩插）标本图。由多个小囊和囊腔癌性实变混合扎堆所形成的结节

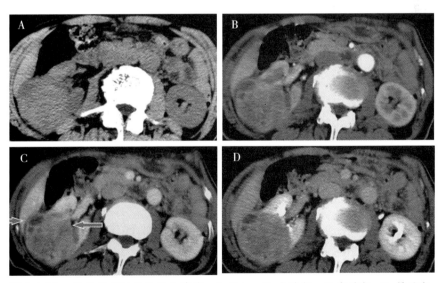

图 6.4.20 手术病理证实肾集合管癌。A. 平扫。B. 皮质期。C. 实质期。D. 肾盂期

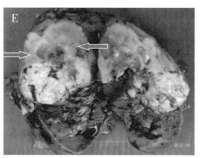

图 6.4.20（续） 手术病理证实肾集合管癌。E.（见彩插）标本图

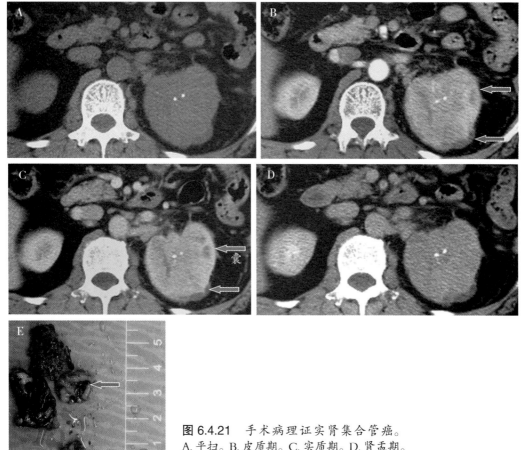

图 6.4.21 手术病理证实肾集合管癌。A. 平扫。B. 皮质期。C. 实质期。D. 肾盂期。E.（见彩插）手术切除的癌组织标本

　　必须指出：实性结节与囊性病变共存的大肾集合管癌继续进展，在 CT 上可表现为实性为主的病变。平扫病灶呈等至稍低密度，动态增强皮质期—实质期—肾盂期，呈结节状轻至中度持续性强化，有的肾盂期可见延迟强化（图 6.4.23）。

　　以实性为主的大的肾集合管癌（图 6.4.24，图 6.4.25）与大的肾嫌色细胞癌（图 6.4.26）、大的乳头状肾细胞癌（图 6.4.27）都难以鉴别。

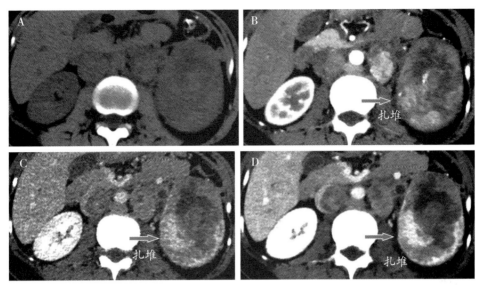

图 6.4.22 手术病理证实肾集合管癌。既有实性结节与囊性病变共存，又有以囊性为主的特征（大囊套小囊，病灶中心见多个小囊呈扎堆分布形态）。A. 平扫。B. 皮质期。C. 实质期。D. 肾盂期

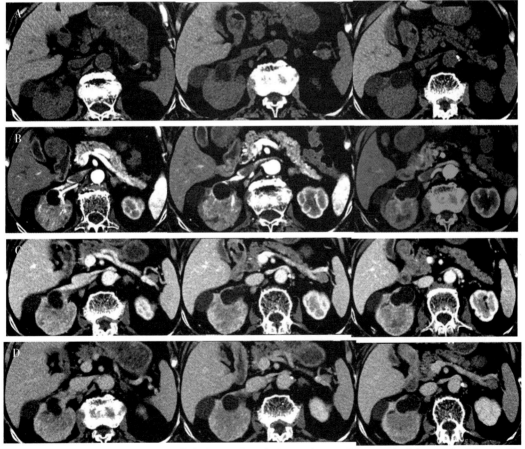

图 6.4.23 手术病理证实肾集合管癌（同一病例连续层面）。A. 平扫。B. 皮质期。C. 实质期。D. 肾盂期

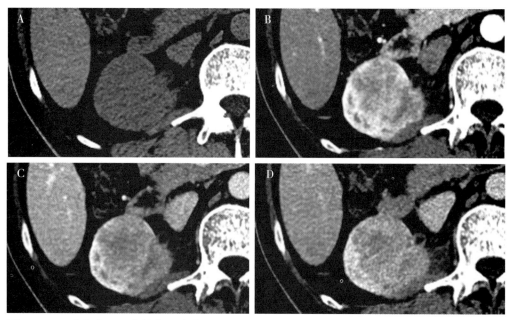

图 6.4.24 手术病理证实肾集合管癌。A. 平扫。B. 皮质期。C. 实质期。D. 肾盂期

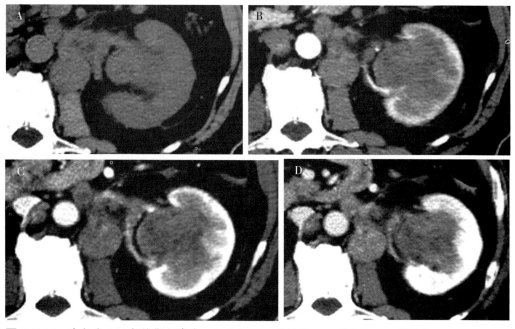

图 6.4.25 手术病理证实肾集合管癌。A. 平扫。B. 皮质期。C. 实质期。D. 肾盂期

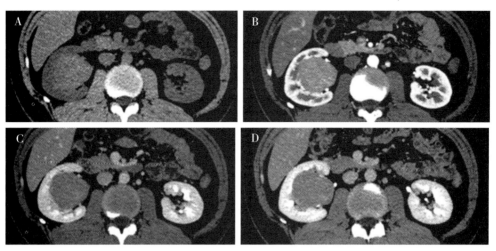

图 6.4.26 手术病理证实肾嫌色细胞癌。A. 平扫。B. 皮质期。C. 实质期。D. 肾盂期

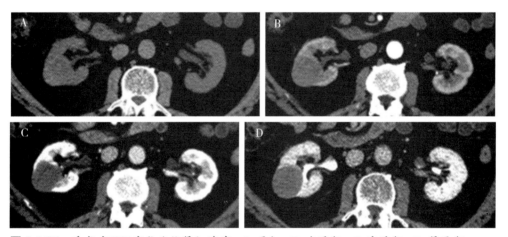

图 6.4.27 手术病理证实乳头状肾细胞癌。A. 平扫。B. 皮质期。C. 实质期。D. 肾盂期

（邹玉坚　许达生　沈海平　黎玉婷　王刚）

彩 插

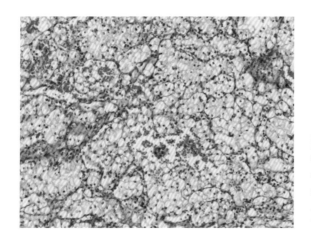

图 3.1.1　肾透明细胞癌，肿瘤细胞排列呈泡巢状或腺泡状，有纤细的毛细血管网。细胞核小，核仁不明显（低级别核）；胞质丰富、透亮；细胞核大，核仁明显（高级别核），胞质丰富、嗜酸

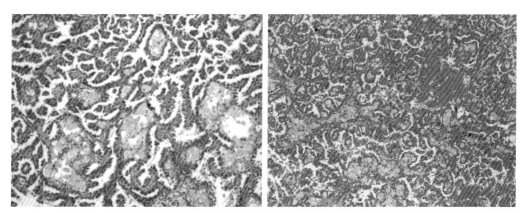

图 3.2.1　病理图片。A. 乳头状肾细胞癌Ⅰ型。B. 乳头状肾细胞癌Ⅱ型

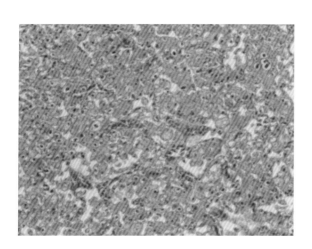

图 3.3.1　肾嫌色细胞癌，嗜酸性，肿瘤细胞排列成小巢团状。瘤细胞呈大多角形，细胞膜清晰，呈植物细胞样，细胞核小、皱缩，呈"葡萄干"样，核周空晕明显，胞质丰富，呈嗜酸性细颗粒状

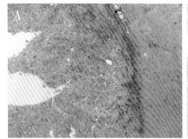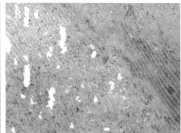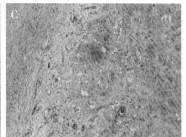

图 3.4.4　例 2 病理图

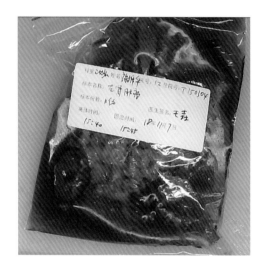

图 3.4.8　送检肾组织

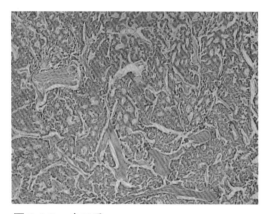

图 3.4.9　病理图

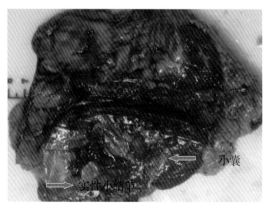

图 3.4.15　标本图

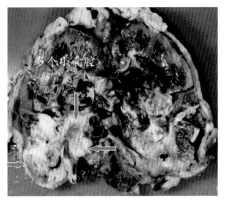

图 6.4.19　D. 标本图。由多个小囊和囊腔癌性实变混合扎堆所形成的结节

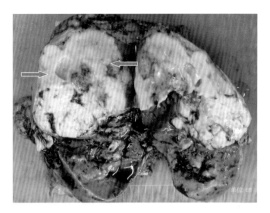

图 6.4.20　E. 标本图

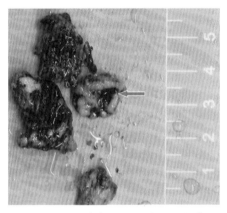

图 6.4.21　E. 手术切除的癌组织标本